UZDROWIENIE AKTYWUJĄCE GRASICĘ

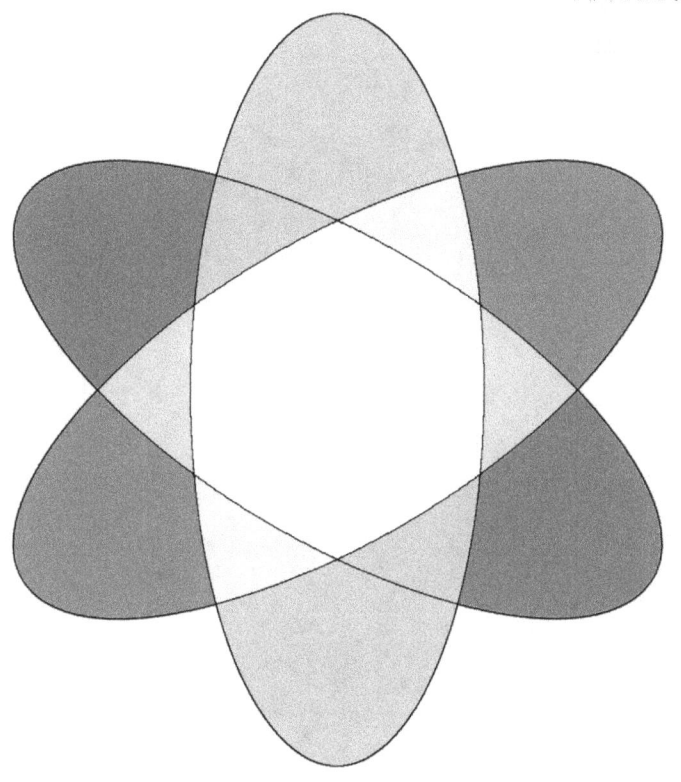

PAN
TAKASHI 2BAKI

Uzdrowienie aktywujące grasicę
tylko w języku polskim

version 1.0 revision 1

Pan Takashi 2baki

PROLOG

Metoda leczenia aktywacji grasicy jest przedstawiona w języku polskim na końcu książki.

Jeśli chcesz jak najszybciej spróbować „Uzdrowienie aktywujące grasicę", przeczytaj ostatnią stronę.

Najpierw chciałbym przedstawić wam miłość, która jest podstawą uzdrowienia.

Następnie przedstawię, co się stało w wyniku kontynuacji uzdrowienia.

Następnie przedstawię uzdrowienie, którego mnie nauczono i uzdrowienie, które samodzielnie wymyśliłem.

Postawię hipotezę i przedstawię informacje o grasicy z medycznego punktu widzenia.

Na zakończenie przedstawię jak przeprowadzić uzdrawianie aktywacją grasicy.

Jak najbardziej, mam nadzieję, że będziecie postępować bez oporu.

Mam nadzieję, że spodoba ci się ta książka.

SPIS TREŚCI

prolog	3
spis treści	5
Miłość	6
historia pustelnika	12
Wniebowstąpienie	19
Kagome	23
doświadczyłem przebudzenia	31
środki pomocy	36
Przedmowa	69
główna Historia	70
Lista cytowań	84
premia	86
hipoteza	93
grasica	101
na zakończenie	142

MIŁOŚĆ

To jest wersja testowana przez miłość.

O czym myślisz, kiedy słyszysz słowo miłość? Miłość do romansu, miłość do przyjaźni, miłość, którą odczuwasz w aktach dobroci i tak dalej. Mogę sobie wyobrazić taki rodzaj miłości.

Myślę, że w tym przypadku miłość własna jest zawarta, jeśli powiesz jeszcze jedną prawdziwą miłość.

Miłość do siebie,

Kochać siebie.

Miłość własna tworzy duchową niezależność.

Innymi słowy, kochanie siebie odżywia swoje ciało. A jednocześnie otrzymujesz odżywkę miłości do swojego ciała.

Nie ma nic bardziej niezawodnego niż to dla mojego ciała.

Dawanie miłości i otrzymywanie miłości, taki cykl kiełkuje w jednej osobie, a kiedy rodzi się pętla energii miłości, to ciało staje się stanem pełnym radości i będziesz szczęśliwy z głębi serca.

Jeśli będziesz to robić codziennie, stanie się to drogowskazem dla twojej duchowej niezależności i poprowadzi cię w górę.

Nazywa się to wniebowstąpieniem.

Lub nazywamy to prądem wstępującym.

I doświadcz prawdziwej miłości własnej.

Kiedy obudzisz się z prawdziwą miłością do siebie, będziesz mógł żyć bez polegania na innych. Możesz żyć po prostu z miłością do siebie, nie otrzymując miłości od innych.

I cóż, tak się dzieje.

Oczywiście otrzymujemy dużo miłości od innych i możemy cieszyć się jeszcze większą miłością, więc to tak, jakby zabić dwie pieczenie na jednym ogniu.

Dlatego nie ma powodu, aby tego nie uzyskać. Tak myślę. Proszę bardzo, sprawdź to na własne oczy.

O definicji miłości

Nawet jeśli mówisz o miłości jednym słowem, myślę, że są różne sposoby postrzegania.

Miłość w związkach romantycznych, miłość w przyjaźni, miłość w aktach szczerości i życzliwości.

Z tych rzeczy możemy wywnioskować, że miłość działa jak społecznie sprawdzony olej smarny (smar), który wzbogaca ludzkie życie.

Tutaj chciałbym przedstawić energetyczne spojrzenie na to, jak działa ta miłość. Jest to serce, środek klatki piersiowej, egzystencja rezydująca w centralnym rdzeniu człowieka (sercu) i chciałbym przystąpić do nowej definicji wewnętrznej egzystencji, która może istnieć w waszej jaźni.

Celem tego artykułu jest doświadczenie energii własnej istoty, która mieszka w tobie, w twoim sercu, i doświadczenie krążenia energii miłości. I byłbym szczęśliwy, gdybyś mógł stać się osobą, która obudziła się w energii miłości.

Ponadto, jeśli potrafisz swobodnie posługiwać się energią miłości, będziesz w stanie najpierw zmniejszyć niepokój. Oczywiście nie można całkowicie pozbyć się lęku, ale energia miłości zostanie ożywiona, więc jest to zdrowsze niż pójście do złego psychiatry.Można oczekiwać zdrowego efektu.

Również, gdy energia miłości krąży po ciele, można spodziewać się efektów odmłodzenia i upiększenia skóry.

Ponieważ będziemy chronieni przez łagodną i ciepłą krążącą energię, będziemy mogli zadeklarować, że jesteśmy bezpieczni, bez względu na to, jak chaotyczny może być świat.

Ponadto, kiedy będziecie w stanie używać energii miłości, dowiecie się, że istnieje energia tkwiąca we wszystkich rzeczach, które istnieją na tym świecie.

Kiedy tak się stanie, będziesz w stanie traktować rzeczy naturalnie iz ostrożnością, ponieważ będziesz wiedział, że istnieje egzystencja, która jest nieodłączna we wszystkich rzeczach, tak jak ty.

I nie będziemy już postrzegać rzeczy jako zwykłych przedmiotów. Dlatego będziesz w stanie pokochać wewnętrzną istotę, która jest nieodłączna w obiekcie. Myślę, że kiedy tak się stanie, zniknie postawa złego wyrzucania rzeczy lub nieostrożnego ich traktowania.

Ponadto, jeśli dowiesz się, że istnieje nieodłączna egzystencja rzeczy, myślę, że będzie mniej prawdopodobne, że będziesz chciał, kraść lub plądrować cudze rzeczy.

Ponieważ wiemy, że istnieje wewnętrzna istota, która mieszka w tej rzeczy, naturalnie zauważymy, że ta egzystencja kocha swojego pana (właściciela). Dlatego myśli o wewnętrznej egzystencji tkwiącej w przedmiocie są naturalnie przekazywane. Dlatego myślę, że ludzie przestaną pożądać, kraść i plądrować cudze rzeczy.

Wierzę, że ta idea będzie miała zastosowanie nie tylko do rzeczy, ale stanie się również koncepcją, którą można zastosować również do ludzi. Załóżmy, że masz kogoś, kogo kochasz. Podejrzewam, że osoba, którą kochasz, ma inną ukochaną osobę, która nie jest tobą i jest podobna do sytuacji, z którą nie możesz sobie poradzić. Nawet jeśli wiesz, że twoja miłość nigdy się nie spełni, prawdopodobnie przestaniesz pragnąć lub kraść cudzą kochankę.

Ponadto, kiedy nauczymy się myśleć z miłością, będziemy w stanie postrzegać rzeczy sercem. Dlatego wiem, że nawet znienawidzona osoba, która jest z osobą, którą kocham, jest osobą, która ma cechy bycia cenną istotą, która potrafi używać miłości w taki sam sposób jak ja. Dlatego zawiść i zazdrość zmniejszą się. By wziąć skrajny przykład, myślę, że tragiczny wygląd zabijania ludzi tylko dlatego, że ich nienawidzą, zniknie.

Wierzę, że w tym tkwi prawdziwa wartość miłości.

Ponadto, kiedy jesteś gotowy do użycia energii miłości, pojawi się prąd wznoszący (wzniesienie).

Z następnego rozdziału chciałbym przedstawić niektóre doświadczenia i powiedzieć, jak wykorzystać energię miłości i przyjaźni.

HISTORIA PUSTELNIKA

Zrozumiałem, że może to być powód, dla którego w dawnych czasach ludzie nazywani pustelnikami (mędrcami) opowiadali się za nieśmiertelnością.

Napiszę o tym w tym rozdziale.

Mówi się, że znaczenie nieśmiertelności polega na tym, aby nigdy się nie zestarzeć i nigdy nie umrzeć.

Ale starzy pustelnicy (mędrcy) nie żyją. Zaczynam myśleć, że to, co chcieli powiedzieć, zostało wyrażone słowami poprzez uświadomienie sobie sposobu życia, który sprawia, że wyglądają młodzieńczo bez starzenia się.

Dopóki jesteśmy ludźmi, umrzemy, ale myślę, że pustelnicy mogli wymyślić sposób na wieczną młodość, wykorzystując ukryte zdolności, którymi obdarzeni są ludzie.

W rezultacie spekuluję, że stał się istotą nazywaną pustelnikiem, o której mówi się, że nigdy nie umiera.

Odkryli więc coś, czego nie można było pojąć na poziomie zdrowego rozsądku czy współczesnej nauki, i opanowali to. Tak myślę. Jednak chociaż widziałem w literaturze bajki o pustelnikach, nigdy nie spotkałem prawdziwego pustelnika, więc myślałem o nich jak o bajkach.

Jednak w wyniku nauki uzdrawiania kryształami od pana Roberta Simmonsa, który jest znany w branży kamieni naturalnych, i kontynuowania uzdrawiania kryształami każdego dnia. Miałem doświadczenie wniebowstąpienia. Mówiąc słowami, mam na myśli to, że doświadczyłem wznoszącego się prądu powietrza na poziomie, który czułem w swoim ciele.

Dzięki temu opowieść o świecie „niewidzialnego systemu" stała się bardziej realistyczna. Ludzkie ciało naprawdę ma wiele tajemnic i wydaje się, że naprawdę istnieje nieznany obszar, który nie został wyjaśniony przez naukę.

W przeszłości byłem też realistą, typem osoby, która nie przywiązywała wagi do opowieści o niewidzialnych systemach. Jednakże, jeśli naprawdę doświadczysz wniebowstąpienia, nie możesz go zignorować i jesteś w obecnej sytuacji, w której chcesz go wysłać światu.

To prawda. To niesamowite.

Jeśli chodzi o mnie, kiedy zasmakowałem doświadczenia wznoszenia, zacząłem wznosić się codziennie. Jeśli chodzi o metodę uzdrawiania, wymyśliłem własną metodę uzdrawiania bez kryształów i zastosowałem ją do metody korzystania z energii miłości i przyjaźni, i wciąż ją udoskonalam i ulepszam.

W ten sposób doświadczyłem kulminacji doświadczenia wniebowstąpienia i przebudzenia doświadczenia strachu około połowy maja do początku czerwca 2022 roku. To bardzo trudna do przekazania treść, ale pojawiło się diametralnie przeciwne zjawisko, nierozerwalnie związane z radością. Wymaga to szczególnej ostrożności.

W tym doświadczeniu doświadczyłem aktywacji egzystencji w miejscu trudnym do opisania słowami, które znajduje się nieco powyżej środka klatki piersiowej, centrum serca.

Od tego czasu zainteresowałem się tym, co to było, a kiedy przejrzałem wszystkie książki medyczne w bibliotece, wydaje mi się, że jest to tak zwana grasica w świecie medycznym.

Z tego doświadczenia stało się jasne, że grasica jest organem dojrzewającym limfocytom T, które kontrolują funkcje odpornościowe człowieka. Choroby takie jak rak i koronawirus są również korzystne, jeśli można aktywować grasicę.

Od tego, jeśli nastąpi aktywacja grasicy, funkcja odpornościowa wzrośnie. A jeśli uda ci się przejść do doświadczenia przebudzenia, będziesz w stanie rozpoznać istnienie grasicy poprzez odczucie skóry. Będziesz mógł aktywować grasicę, ćwicząc na co dzień wykorzystanie energii miłości i przyjaźni.

Na wszelki wypadek zrobię dodatek. Opisałem to jako zdolność do odbierania czucia grasicy. ale to ma szczególne znaczenie.

W samym procesie przebudzenia moje ciało stało się zbyt wrażliwe i poczułam się, jakbym przekraczała płeć. W efekcie w procesie aktywacji różnych narządów wyczułem wrażenie przypominające „motyla" w grasicy.

W moim przypadku czuję, że można go określić mianem „zawiasu", czuję też, że można go przyrównać do skrzydła. Myślę, że niektórzy postrzegają to jak ptaka. Wyobrażam sobie, że sposób, w jaki ludzie postrzegają i czują rzeczy, będzie się różnić w zależności od osoby.

Dlatego sądzę, że w przyszłości na świecie pojawią się inne niż tu wyrażone sposoby ekspresji. Miałem takie szczególne przeczucie.

Oczywiście myślę, że musimy to zademonstrować. Nie jestem jednak ani lekarzem, ani ekspertem. Więc nie mam pojęcia, jak to udowodnić. Konieczne będzie również zweryfikowanie, czy jest to przebudzenie, które przydarzyło się tylko mnie, czy może przytrafić się każdemu. Z mojego doświadczenia wynika, że przebudzenie trwało trzy lata.

Jeśli spróbujemy to udowodnić w formie badań weryfikacyjnych lub klinicznych, ile lat minie, zanim powstanie system technologiczny? Nie wiadomo również, czy uda mi się to udowodnić za życia.

Więc czytając ten artykuł teraz, masz szczęście.

Jeśli czytasz ten artykuł i chciałbyś doświadczyć wzniesienia lub przebudzenia, przeczytaj uważnie resztę tej książki. Chciałabym przedstawić Wam jak wykorzystać energię miłości i przyjaźni.

Wracając do oryginalnej historii, wyobrażam sobie, że ludzie zwani pustelnikami (mędrcami) w przeszłości doświadczyli tego przebudzenia, opanowali aktywację grasicy i żyli, korzystając z tego doświadczenia. To tylko hipoteza, ale mam fantazję, że gdybym miał to doświadczenie i wykorzystał je, gdy opieka medyczna była na poziomie dawnych czasów (około 500 lat temu), mógłbym stać się jak pustelnik.

W dzisiejszych czasach poziom opieki medycznej wzrósł zbyt mocno i zmienia się w epokę, o której mówi się nawet, że jest „epoką, w której nie możemy umrzeć". Dlatego jesteśmy teraz w epoce, w której możemy rozwiązywać problemy za pomocą siły medycyny, nie stając się pustelnikiem.

Jeśli jednak możesz żyć długo z naturalną uzdrawiającą mocą ludzi, lepiej jest użyć mocy naturalnej uzdrawiającej mocy.

Nie mówiąc tego, chciałbym przybliżyć istotę głównego wątku.

W tym miejscu przedstawię doświadczenie wznoszącego się prądu powietrza (wzniesienie), środki zaradcze, środki pomocy itp.

WNIEBOWSTĄPIENIE

Doświadczenie wznoszenia (wzniesienia) może wyglądać i czuć się inaczej w zależności od osoby. Byłbym wdzięczny, gdybyś mógł wziąć za przykład treści, które przedstawię od teraz. Proszę z góry zrozumcie, że to, o czym wam powiem, niekoniecznie się wydarzy.

Opowiem wam historię mojego doświadczenia.

W połowie lipca 2019 uczestniczyłem w pewnym seminarium. Tam poznałem Crystal Healing. Kontynuowałem uzdrawianie kryształami prawie każdego dnia.

Jakieś trzy miesiące później, zanim rozpoczęły się pierwsze Wniebowstąpienia, chciałbym podzielić się z wami tym, co mnie uderzyło jako coś, co się wydarzyło. Kiedy robiłem uzdrawianie kryształami, zobaczyłem obraz dużego kwiatu lotosu rozkwitającego od podstawy, a raczej od środka krocza, i otwierających się płatków.

Również, kiedy rozpoczął się pierwszy wznoszący się prąd powietrza (wniebowstąpienie). Podczas snu wyczułem świecące światło w środku mojej klatki piersiowej, w centrum mojego serca. To było jak patrzenie w głąb swojego serca w stanie snu.

W te dni. Poczułem, że wyraźnie rozpoznałem istnienie tkwiące we mnie i że istnieje. Zdaję sobie sprawę, że był to okres, w którym zetknąłem się z tajemnicami ludzkiego ciała.

Kiedy po raz pierwszy doświadczyłem wstępujących prądów powietrznych (wzniesienia), które pojawiły się w środku mojej klatki piersiowej, w moim sercu, byłem naprawdę zdumiony.

To tak, jakby powiedzieć: „Co to do cholery jest?"

Od tego czasu opowieści o niewidzialnych systemach, wzniesieniu, wzniesieniu się fali i wzniesieniu wymiarowym, o których mówi się na ulicach, nie są opowieściami o konkretnych ludziach, którzy są szaleni, ale wydarzeniami, które mogą przydarzyć się każdemu.

Również wtedy, gdy wznoszący się prąd powietrza (wniebowstąpienie) zbliżał się do gardła nad sercem.

„Ahn." Wciąż pamiętam, jak powalił mnie dudniący niski bas, masywna średnica, słaba góra i mnóstwo głosów śpiewających w dźwięku przestrzennym.

Do tego momentu pamiętam, że stało się to około 3 do 6 miesięcy po tym, jak zacząłem gojenie kryształami.

Ponadto około pół roku po rozpoczęciu uzdrawiania kryształami byłem w stanie wykorzystać energię miłości bez użycia kryształów. Od tego czasu ćwiczyłem wykorzystywanie energii miłości i przyjaźni bez kryształów.

Jeśli chodzi o okres, przez pół roku praktykowałem uzdrawianie kryształami, a przez około dwa lata i cztery miesiące ćwiczyłem wykorzystanie energii miłości i przyjaźni. Łącznie 2 lata i 10 miesięcy.

W trakcie kontynuacji przepływu wstępującego (wzniesienia), w pewnym momencie, prąd wstępujący (wzniesienie) zaczął pojawiać się do wnętrza czaszki nad gardłem.

Po 2 latach i 10 miesiącach

Wniebowstąpienie daje promyk nadziei, gdy wnika głębiej w czaszkę. Jednak dla niektórych może to być również obraz piekła. Byłem w agonii.

W rezultacie, mimo że otrzymałem powiedzenie: „Ten, kto awansuje bez oporu, wygrywa", stanąłem w obliczu sytuacji fizycznej przekraczającej płeć, która zmusiła mnie do stawiania oporu. Osiągnąłem granicę mojej cierpliwości i po raz pierwszy czas oparłem się zjawisku, które przydarzyło się mojemu ciału.

Potem dręczyły mnie dreszcze, strach i niepokój i stanąłem w obliczu momentu, w którym byłem gotów umrzeć. Zachowam szczegóły w tajemnicy, ale to był naprawdę obraz piekła.

I zostałem doprowadzony do punktu, w którym zacząłem rzucać zaklęcie, aby przekonać samego siebie: „Jestem mężczyzną··· Jestem mężczyzną". Cierpliwie wytrwałam.

I stąd ruszymy do doświadczenia przebudzenia.

KAGOME

Kagome, Kagome, Kago no naka no tori wa, itu itu deyaru Yoake no ban ni, turu to kame ga subetta, ushiro no syoumen daare. * To jest napisane w japońskiej wymowie.

Jeśli jesteś Japończykiem, jest to piosenka, którą często grałeś, gdy byłeś dzieckiem. Jednakże, kiedy przeczytałem ją po przejściu przez doświadczenie wznoszenia, byłem zaskoczony treścią piosenki i zdałem sobie sprawę, że była ona trochę inna niż wrażenie, jakie miałam, gdy byłam dzieckiem. Ten rozdział nauczy Cię o tym.

Ta piosenka wydaje się mieć nieco inne słowo w zależności od regionu. Mówi się większość tego samego, więc użyję słów wprowadzonych na początku tego rozdziału, aby je wyrazić.

Kagome, zdecydowanie potraktowałem to słowo jako piosenkę z dzieciństwa, która była z zawiązanymi oczami i otoczona przez dużą liczbę ludzi. Jednak po doświadczeniu wznoszenia (wzniesienia) i przeczytaniu go, zdaję sobie sprawę, że to wcale nie oznacza tego.

"Kagome, Kagome", to kagome oznacza koszowe oczy, koszowe oczy. Cóż, jest to obraz mieszanki trójkątów i odwróconych trójkątów w kształcie sześcioramiennej gwiazdy.

Więc co oznacza „Kago no naka no tori wa"? Znaczenie można opisywać na różne sposoby. Pierwszy to Torii. Torii oznacza bramę zbudowaną przy wejściu do budynku, która czci boga.

Z mojego doświadczenia wznoszenia się, to jest część „zawiasowa". Z medycznego punktu widzenia jest to grasica, która znajduje się nieco powyżej serca, która jest również centralnym rdzeniem człowieka.

Wygląda jak ptak, w zależności od tego, jak na niego patrzysz.

Podczas wznoszenia czułem się jak motyl. Jednak w zależności od tego, jak na to spojrzysz, może wyglądać jak ptak. Nawet jeśli wyrażam to jako ptak, nie czuję żadnej niekongruencji. To stworzenie, które i tak lata. Więc drugi to ptak.

I „itu itu deyaru Yoake no ban ni", co to znaczy, kiedy? Gdy? pojawi się? Jest świt nocy. To właśnie oznacza. Rozumiem, że oznacza to, że egzystencja tkwiąca w jaźni czeka niecierpliwie z wyczekiwaniem.

To była noc przed świtem, kiedy po raz pierwszy poczułem gorącego, energicznego motyla (grasicy).

W kulminacyjnym momencie wzniesienia, który prowadzi do przebudzenia, wyraźnie poczułem gorące motyle.

A jeśli chodzi o znaczenie słowa „żuraw i żółw się poślizgnęły", myślę, że poślizgnął się żółw, a nie żuraw.

Obrazowo wydaje mi się, że wewnątrz sześcioramiennej gwiazdy, jaką jest Kagome, znajduje się obrazek skorupy żółwia, ale chciałbym, żebyście go trochę obrócili. Wtedy możesz to zobaczyć.

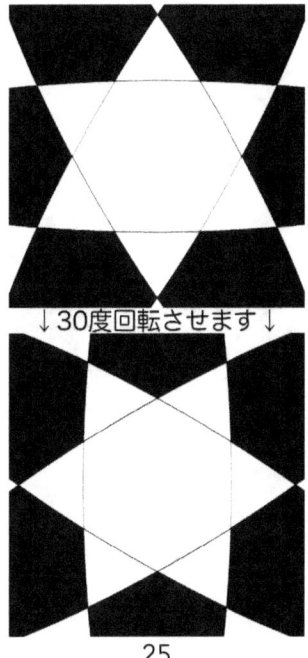

Oraz „ushiro no syoumen daare" To historia, którą mogą zrozumieć ci, którzy doświadczyli prądów wstępujących (wzniesienia) i przeszli do doświadczenia przebudzenia. Myślę jednak, że jest to historia ogólnie trudna do zrozumienia.

Jeśli Kagome torii (wejście) to grasica, to sanktuarium Kagome jest czubkiem głowy, cóż, trudno to wyrazić słowami. Może być również wyrażona jako pozycja „Enma", pozycja „korony" lub pozycja „fasoli".

Z mojego osobistego punktu widzenia, postrzegam „ushiro no syoumen daare" jako egzystencję tkwiącą w nas samych.

Opis Kagome

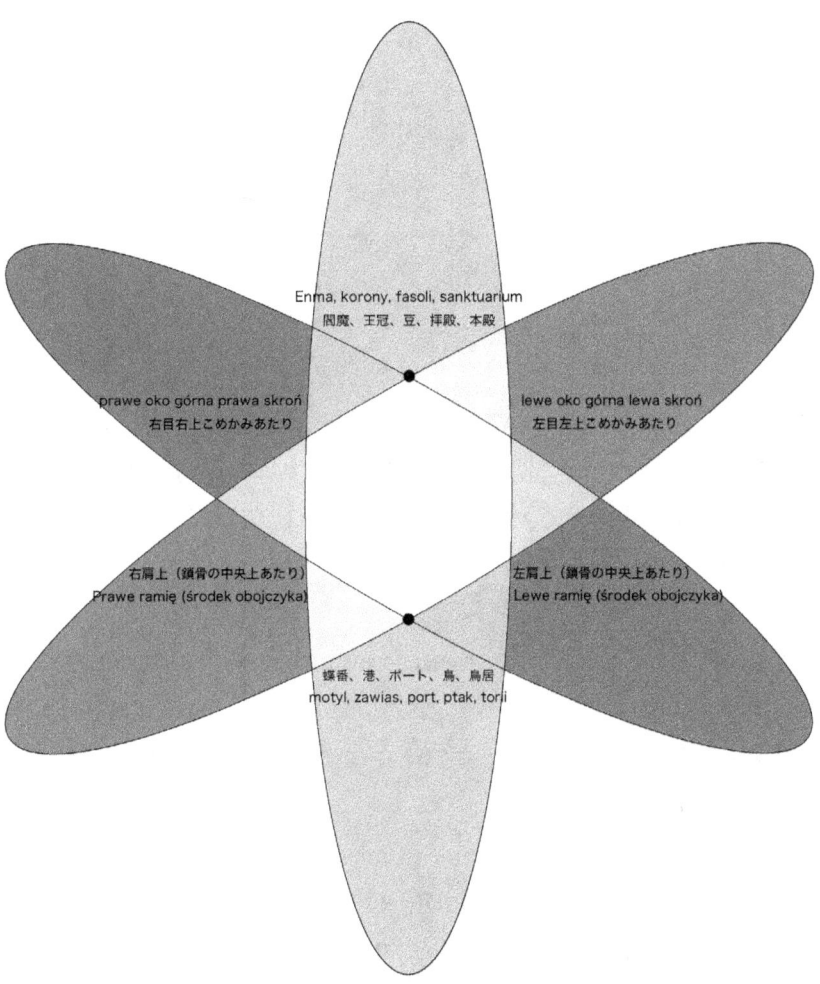

Ponadto, kiedy słyszysz słowo Enma, możesz pomyśleć o czymś przerażającym.

Jest też wpływ historii takich jak Dragon Ball i Podróż na Zachód i tak to jest postrzegane, ale dla ludzi, którzy doświadczyli wniebowstąpienia i przebudzenia, Enma wygląda trochę inaczej.

Enma oznacza piękną osobę, która jest niezwykle entuzjastycznie nastawiona do jednej rzeczy. Byłbym wdzięczny, gdyby wrażenie Enmy zmieniło się choć trochę.

Korona odnosi się również do okrągłej szerokiej części szwu strzałkowego, który łączy kości ciemieniowe czaszki. Pojawia się w wyniku kontynuacji doświadczenia wniebowstąpienia.

Również cierpienie piekła pojawi się w wyniku ciągłego kontynuowania prądu wznoszącego (wniebowstąpienia). „Fasola" pojawia się w wyniku cierpienia przez to piekielne cierpienie.

Słowa nie mogą tego w ogóle wyjaśnić, więc w terminologii medycznej szew między kością czołową w czaszce a lewą i prawą kością ciemieniową nazywa się szwem koronowym.

Punkt, w którym „szew wieńcowy" i „szew strzałkowy" w czaszce przecinają się, będzie określany jako pozycja „fasoli".

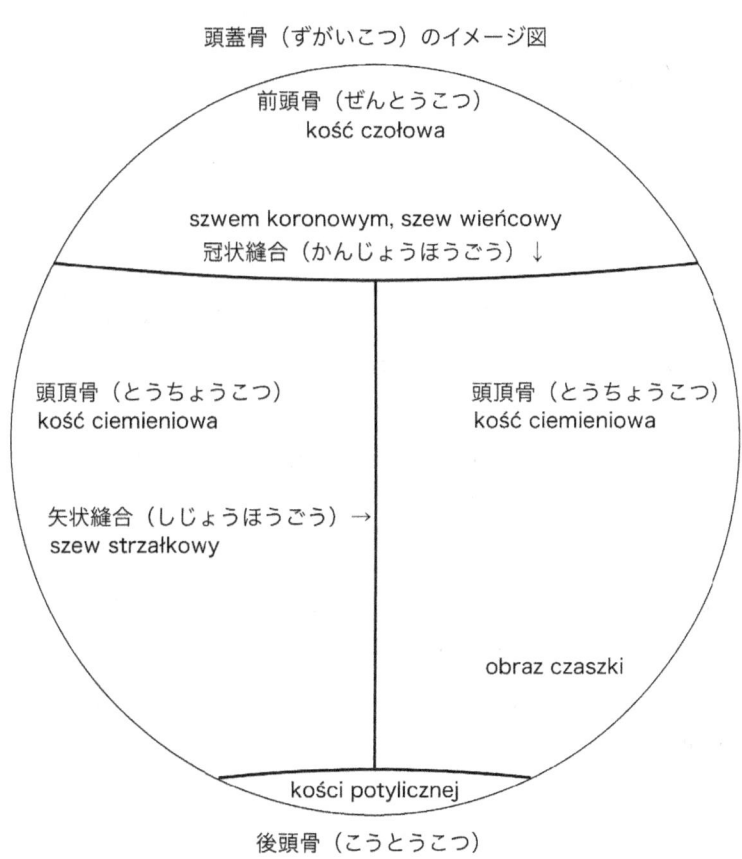

Byłbym wdzięczny, gdyby słowa zostały dobrze przekazane.

Jestem jednak pod wrażeniem, że starożytni święci dobrze to przekazali. Kiedy byłem dzieckiem, zostałem zmuszony do śpiewania i grania tą piosenką i zostałem odpowiednio wykształcony.

Co więcej, znaczenie zabawy i znaczenie wewnętrznej eksploracji są dobrze połączone i zbyt cudowne jest mieć dwa znaczenia.

Zawiera dokładnie samo wniebowstąpienie i nie wiem, kto o tym pomyślał, ale to jest dobre.

Myślałem, że osoba, która napisała tę piosenkę, była geniuszem.

Następnie, z następnego rozdziału, przedstawię historię czasu, kiedy miałem doświadczenie przebudzenia, które wydarzyło się w wyniku kontynuowania doświadczenia wniebowstąpienia.

DOŚWIADCZYŁEM PRZEBUDZENIA

miłość i przyjaźń. Kiedy wiesz, jak używać tej energii, nastąpi prąd wstępujący (wzniesienie).

Kiedy jesteś w stanie opanować wznoszący się prąd powietrza, ewoluuje on od wznoszącego się prądu powietrza wokół pępka do wznoszącego się prądu powietrza (wniebowstąpienie), który wznosi się do klatki piersiowej (serca) i biegnie do gardła i wznosi się. centrum głowy i przesuwając się do czubka głowy, staje się superwzniesieniem i przypomina trzymanie fasoli w zamian za piekielne cierpienie. Wymaga to ostrożności.

Kiedy tak się stanie, pragnienie wzniesienia zniknie. Raczej desperacko staram się zrównoważyć swoje serce i myśli. To jest wzór bycia obsypanym zimną wodą.

W rezultacie wygląda na to, że puszczają wszystko, nawet swoją wyobraźnię. I zaczynają maskować całą wiedzę, którą zdobyli w swoich wewnętrznych poszukiwaniach.

Jestem teraz w tym stanie.

Pokażę ci, co teraz robię.

Przeszłość i przyszłość to marzenia. Fantazje i urojenia są tym samym co sny. Nawet wspomnienia to sny. Jeśli to zauważysz, powiedz to na głos. „Ścigam widzialny świat". Widzialny świat jest prawdziwy. Świat widzialny to obecna rzeczywistość. Więc kiedy zaczniesz gonić niewidzialny świat, chcę, żebyś powiedział to na głos. „Ścigam widzialny świat". Jeśli to zrobisz, twoje oczy będą idealne i nie będzie żadnych skutków ubocznych.

Teraz twoja głowa zaczyna synchronizować się z teraźniejszością.

Następnie chcę, żebyś połączył tułów i głowę i zsynchronizował je. Staraj się podążać za swoim oddechem. Nie musisz myśleć o tym, ile sekund na wydech i ile sekund na wdech. Teraz wydycham powietrze Teraz oddycham powietrzem Jest okej. Kiedy zaczniesz ten komentarz oddechowy, głowa i ciało zsynchronizowane z teraźniejszością zaczną współpracować. Wydaje się, że w sercu jest przestrzeń.

Kiedy znajdziesz się w takiej sytuacji, poczujesz się lepiej. Jeśli po opanowaniu Wniebowstąpienia znajdziesz się w stanie niekontrolowanego zamętu, przeczytaj ten artykuł. Twój umysł i ciało na pewno zostaną zresetowane.

Co się stało po tym, jak napisałem ten artykuł

Rezultat puszczenia wszystkiego, nawet wyobraźni. Wydaje się, że przygotowanie ciała zostało zakończone i nawet poczucie ciała stało się stanem odpuszczenia wszystkiego na raz.

Nazywa się to sekretną formułą i wszyscy tak postępują.

Stało się to wbrew mojej woli. I nawet nie wiem, czy oddycham, czy nie, nie czuję nawet swojego ciała, po prostu tam jest. Ale oto jest. To było tylko takie uczucie.

To uczucie, że nawet myśli nie istnieją.

Potem, kiedy myślałem, że moja głowa drga i drga, moje zmysły wróciły do ciała, poczułem płytki oddech i wróciły moje myśli.

Co to jest? ···i zaczynam analizować, a na koniec szukam słów podobnych do tego doświadczenia z moich dotychczasowych wspomnień, ale nawet jeśli wymyślę różne słowa i zastosuję je, w momencie ich zastosowania poczułem te słowa były kłamstwem i zdałem sobie sprawę ze sprzeczności w wyjaśnianiu rzeczy słowami.

Czułem się, jakbym był podświadomie pogrążony w medytacji. Ujęcie tego w słowa byłoby kłamstwem.

Na razie, dla pewności, wymienię tylko to, co wtedy myślałem, w celu nie zapominania o moim pierwotnym zamiarze.

Uczucie spokoju... Czy to jest "nic" ludzie mówią? , Samadhi to jest? , ale nie mogę się powstrzymać od postrzegania „nicości" i samadhi jako fałszywych słów. Pisząc „nic", można dojść do wniosku, że to nie jest „nic", bo jest poczucie, że „po prostu jest, jest tutaj". Wygląda na to, że słowo samadhi oznacza skupienie umysłu na jednej rzeczy i osiągnięcie stabilnego stanu umysłu, ale ja sam nie czuję, że mój umysł jest w ogóle skupiony na jednej rzeczy. Ten stan rzeczy występuje arbitralnie, bez względu na czyjąś wolę, więc prawdopodobnie nie jest to samadhi.

Co to jest? W wyniku analizy nie ma nazwy dla tego stanu, można go wyrazić jako ostateczny punkt ekstazy, ale zauważam, że zmieniło się wrażenie wypowiadanych słów. Może to być mylące dla tych, którzy czytają to zdanie po raz pierwszy. Jeśli spojrzysz tylko na tę część, wygląda na sztuczną. Znowu błogość? Jeśli to przeanalizujesz, wydaje się, że oznacza to najwyższe szczęście (zadowolone serce). Nie, nie o to mi chodzi... W rezultacie może być w stanie błogości, ale fizycznie i emocjonalnie nie sprawia takiego wrażenia.

Ujęcie tego w słowa byłoby kłamstwem. Można powiedzieć, że jest to stan, którego nie da się wyrazić słowami, ale czym w końcu jest? Nie potrafię tego wyjaśnić.

Miałem to przeczucie.

Mam kilka myśli po tym doświadczeniu.

"Myślenie samo w sobie było snem."

Jeśli po przeczytaniu tego tekstu interesuje Cię prąd wstępujący (wniebowstąpienie) i chcesz go doświadczyć, prosimy o doświadczenie, jak wykorzystać energię miłości i przyjaźni.

To, czy to zadziała, czy nie, zależy od Ciebie. Mamy nadzieję, że Ci się spodoba.

ŚRODKI POMOCY

Kiedy zaczynasz cieszyć się wznoszącym prądem powietrza zwanym wniebowstąpieniem, ewoluuje on od wznoszącego się prądu powietrza wokół pępka (wniebowstąpienie) do wznoszącego się prądu powietrza wokół serca (wniebowstąpienie), sublimując do wznoszącego się prądu powietrza wokół gardła (wniebowstąpienie), wewnątrz czaszkę. Doświadczycie postępującego wznoszenia (wniebowstąpienia). Kiedy tak się stanie, zaczniesz doświadczać radości i smutków, które są dokładnym przeciwieństwem radości i szczęścia, których doświadczyłeś do tego momentu.

Im bardziej się wzniesiesz, tym więcej cierpienia i dreszczy doświadczysz. Stan psychicznego osaczenia do tego stopnia, że rezygnuje z uzdrawiania z własnej woli. Cóż, zaczynasz mieć objawy, które medycznie zdiagnozowano jako schizofrenię lub depresję.

Więc uważaj.

W moim przypadku lubię czytać, a książki, które czytam, pomogły mi. Chciałbym przedstawić wyniki własnymi słowami.

Stan martwienia się o przeszłość lub przyszłość nazywa się wędrówką umysłu.

W wyniku doświadczenia wstępujących prądów powietrznych (wniebowstąpienia) wchodzących do czaszki, zaatakowały mnie dreszcze, strach i niepokój i popadłem w stan psychicznego przygnębienia. W rezultacie uświadomiłem sobie, że za bardzo podążam za niewidzialnym światem i zmieniłem swoją świadomość, by podążać za światem widzialnym i zacząłem spędzać normalne życie.

W międzyczasie napiszę co zauważyłem.

Do tej pory, kiedy moje wspomnienia z przeszłości wydawały mi się fragmentaryczne w postaci obrazów, pamiętałem je na zawsze i zastanawiałem się, jak to było w tamtych czasach. Zdałem sobie sprawę, że takie powtórzenie, pętla, jest właściwie formą ścigania czegoś niewidzialnego. Po oświadczeniu: „Będę podążał za światem widzialnym", wróciłem i odkryłem, że do tej pory mnie to dręczyło. Zdałem sobie sprawę, że była to fantazja napompowana obrazem, czyli złudzenie.

Kiedy to zrozumiałem, zdałem sobie sprawę, że wyobraźnia, czyli złudzenie, co bym zrobił, gdybym na przykład wygrała pierwszą nagrodę w loterii, jest formą pogoni za niewidzialnym światem. Zdałem sobie sprawę, że to nic innego jak wizja przyszłości, którą fajnie byłoby mieć, i że w końcu była taka sama, jak fantazje i złudzenia z przeszłych wspomnień, i wydawało mi się, że podążam za niewidzialnym światem.

Szczerze mówiąc, to również sprawiło, że poczułem się lepiej, ale doszedłem do wniosku, że tylko zmieniając swoją świadomość, aby podążać za światem widzialnym, mogę znacznie zmienić swoją świadomość.

W każdym razie myślę, że byłoby miło, gdybym mógł wyrobić sobie nawyk resetowania, mówiąc, że kiedy zacznę ścigać niewidzialny świat (przeszłość i przyszłość), wrócę do ścigania widzialnego.

Ale na wypadek, gdybyś poczuł dreszcze, przerażenie i niepokój, że powrót do pogoni za widzialnym światem nie rozwiąże problemu, jest coś, o czym musisz wiedzieć.

ten.

Sekret palca serdecznego. metoda relaksacyjna. To sposób na relaks ciała.

Każdy z pięciu palców dłoni ma swój własny użytek i znaczenie. Przedstawię to cytując.

Yagyu Shinganryu
- Mówiąc o palcach dłoni, w dłoni znajdują się trzy strumienie włókien mięśniowych.
Pierwszy to przepływ „kciuka",
Drugi to przepływ „palca wskazującego" i „palca środkowego",
Trzeci to przepływ „palca serdecznego" i „małego palca".
~Znaczenie każdego palca~

· Kciuk: potężna moc, kciuk jest ostatnim, na którym można polegać.

· Palec wskazujący: moc do przedłużenia

· Palec środkowy: Obracanie dłoni wokół środkowego palca ułatwia skręcanie.

· Palec serdeczny: Tylko palec serdeczny ma nerwy współczulne i przywspółczulne. wrażliwy. Najbardziej wrażliwy.

· Mały palec: Dzieci trzymają rodzinę razem: Jeśli trzymasz ją małym palcem, twoja siła zostanie zjednoczona.

Cytat: Zawodnik sztuk walki Katsunori Kikuno
https://www.youtube.com/watch?v=8H6LtISZ8Bw

Nie jestem mistrzem sztuk walki, więc nie atakuję ludzi, ale interesuje mnie znaczenie palców i sposób ich używania. Zacząłem go badać, ponieważ czułem, że można go zastosować do wszystkiego. Przedstawię to, czego się w nim nauczyłem.

Myślę, że będzie to forma chwytania małego palca i serdecznego palca, jeśli ma to na celu uderzenie jak sztuka walki.

forma uderzenia

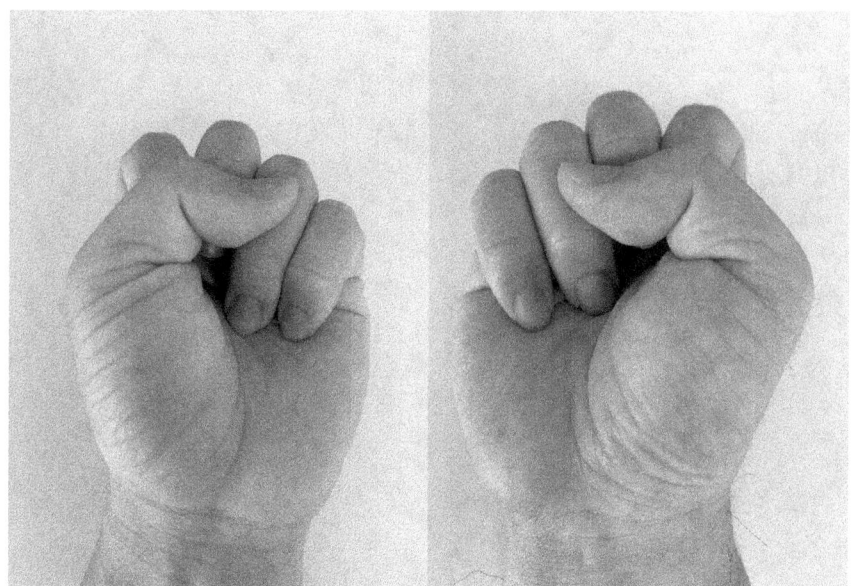

Jednak to nieuchronnie spowoduje nałożenie dużej siły na mały palec i palec serdeczny. Kiedy wypróbowałem go do chodzenia, stało się to łatwiejsze, ale czułem, że spowoduje to obciążenie moich ramion, więc wielokrotnie wprowadzałem ulepszenia. Wymyśliłem sposób na chwytanie bez chwytania. Tylko do chodzenia.

Jak chwytać bez chwytania

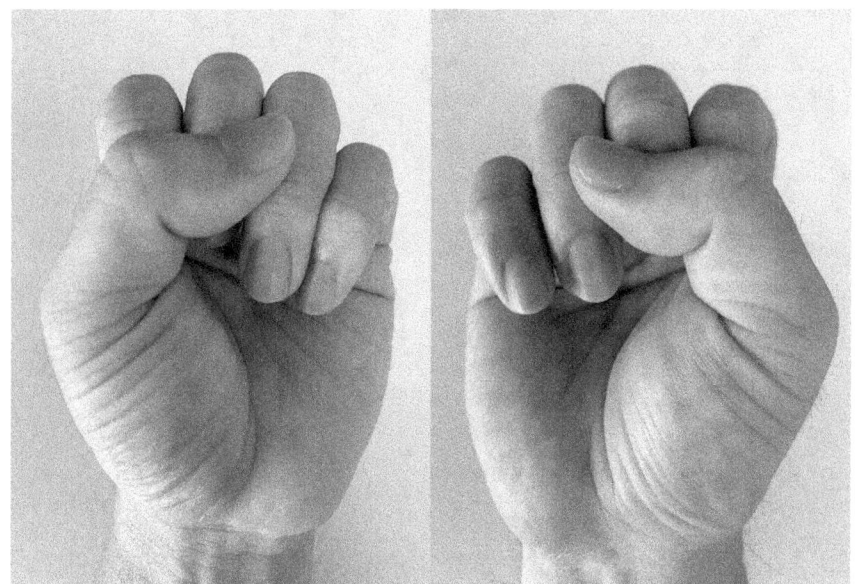

Ważne jest, aby poczuć, jak kciuk lekko dotyka palca serdecznego. Ważne jest, aby dotykać lekko i nie używać siły.

Następnie przedstawię, jak używać palca serdecznego, z którego zwykli ludzie mogą korzystać na co dzień. Kładzie opuszkę kciuka na paznokieć palca serdecznego tak, aby lekko się dotykał. Zostaw to tak, jak jest, bez wysiłku. Wtedy napięcie w twoich ramionach zniknie i poczujesz uczucie rozciągania się aż do palców u nóg.

Efekt jest niezwykły.

oryginalna forma odkrycia

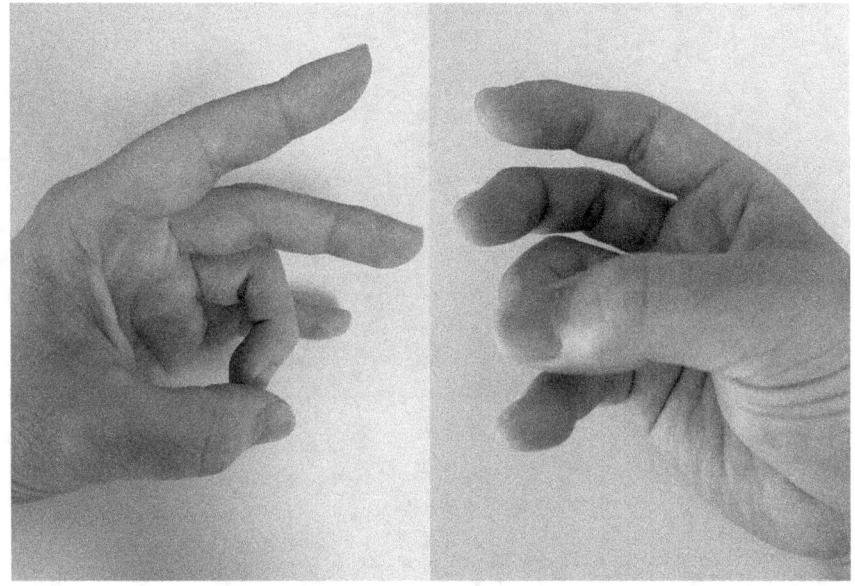

Tak się stało, kiedy się do tego przyzwyczaiłem. Jednak uczucie rozciągania się aż do czubka palca maleje.

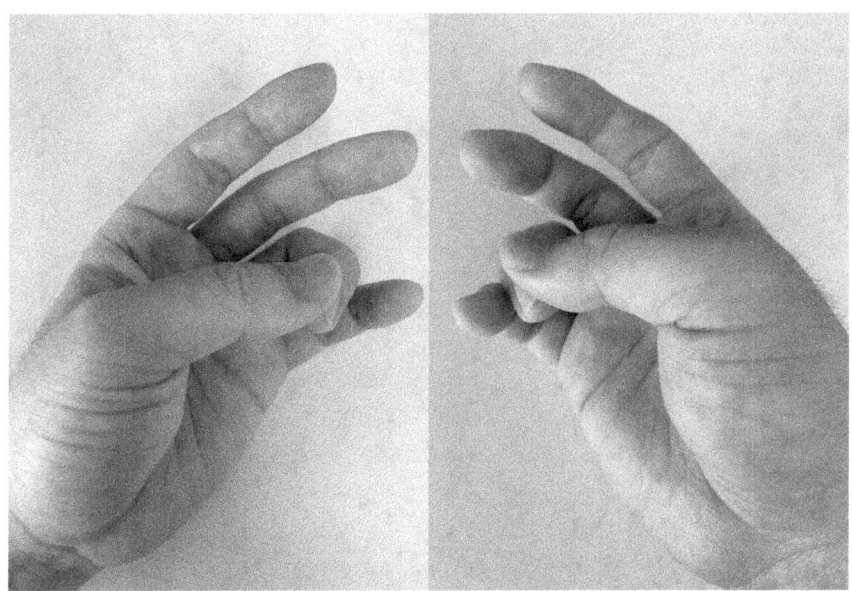

Czuję, że dzieje się odwrotnie, gdy dłonie palców są łączone bez dotykania paznokci. Czuję, że mrowią mi ręce, ręce mi drżą i czuję, że jestem w stanie podniecenia. Powinieneś być ostrożny.

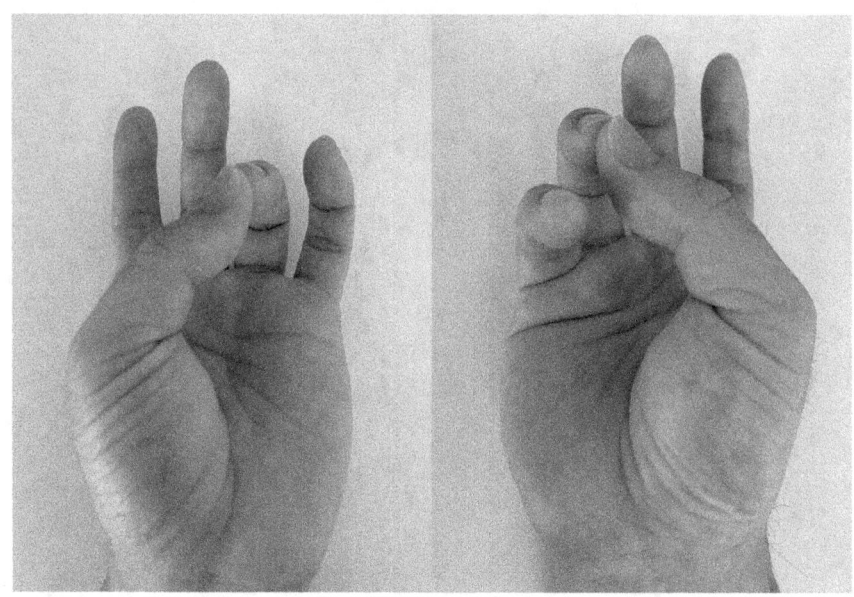

Jeśli położysz kciuk na paznokciu i skórze palca serdecznego, w naturalny sposób stanie się to znakiem pokoju. Czułem, że moje ramiona i szyja są chronione.

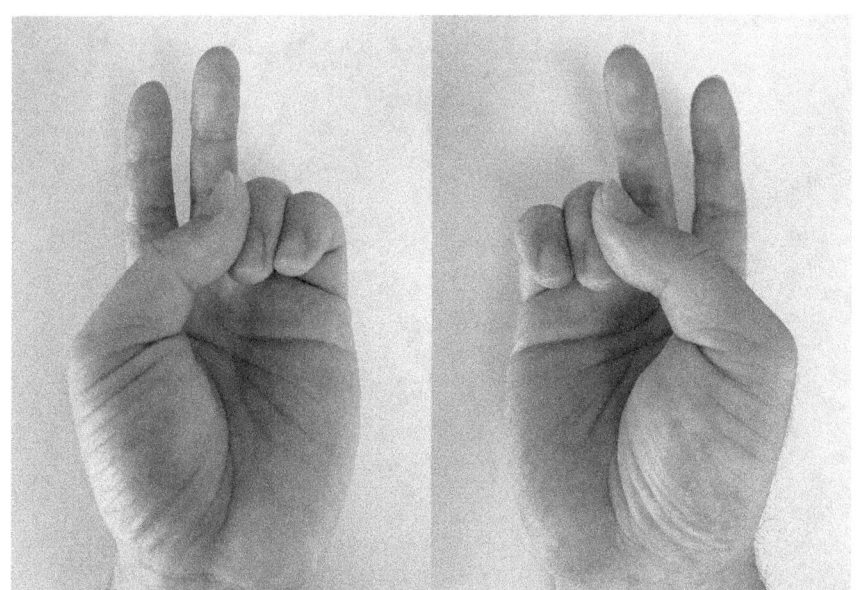

Lekko połóż czubek dłoni kciuka na pierwszym stawie palca serdecznego, tak aby poczuć, że kciuk dotyka stawu palca serdecznego. Następnie delikatnie połóż dłoń kciuka tak, aby dotykała paznokcia palca serdecznego. To naprawdę mała różnica, ale robi dużą różnicę.

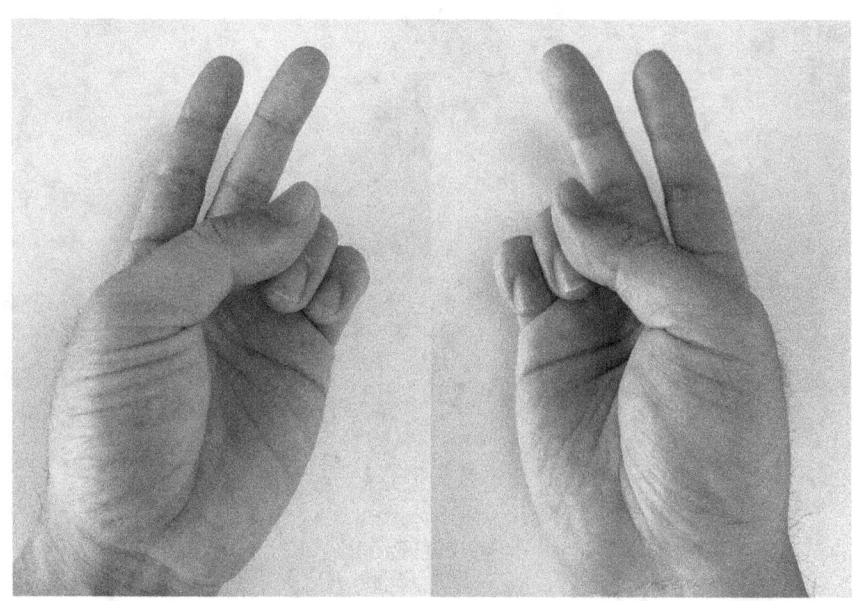

Jestem pod wrażeniem tego.

Kiedy dotknąłem dłonią kciuka tylnej strony palca serdecznego, poczułem, że całe moje ciało się rozluźnia, a serce jest stabilne. Przypuszczam, że przywspółczulny układ nerwowy jest w stanie dominującym. Być może również postawiłem hipotezę, że umieszczenie dłoni kciuka na dłoni palca serdecznego spowoduje dominację współczulnego układu nerwowego.

Jeśli chcesz natychmiastowych rezultatów, myślę, że ta forma jest skuteczna.

Chciałbym przedstawić jeszcze jedną rzecz.

To tylko sposób na lekkie zgięcie palca serdecznego. Tylko to. Już samo to jest zaskakująco skuteczne. Jest to rodzaj, który przynosi efekty powoli, nawet jeśli nie jest skuteczny. Myślę, że fajnie byłoby włączyć to do zwykłych, swobodnych gestów.

Zrelaksuj się naturalnie.

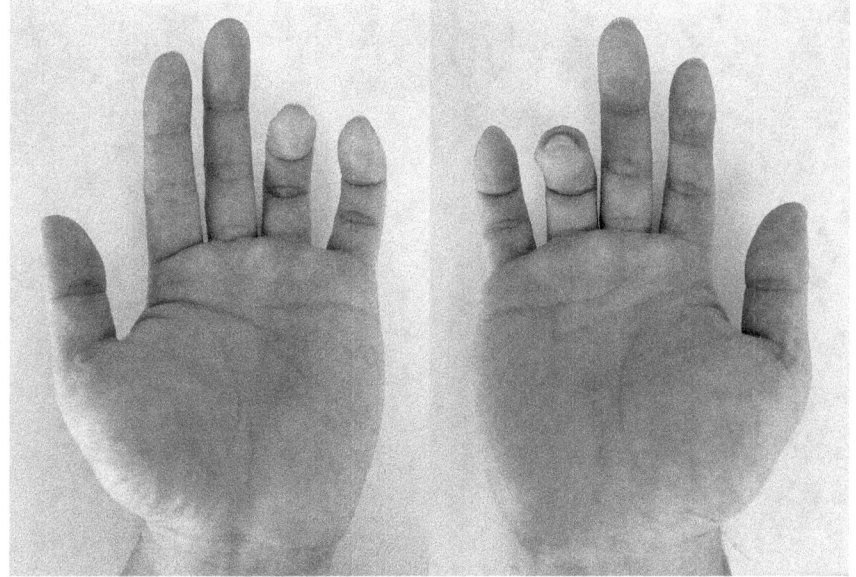

To jest sekret palca serdecznego. metoda relaksacyjna. To sposób na relaks ciała. Proszę, pamiętaj, kiedy naprawdę masz kłopoty.

Mimo to radość z nauk trwała nadal. Historia Kagome, historia „Enma" i ujawnienie ogromnej ilości informacji, tak się bałam, że nawet nie miałam ochoty czytać notatki.

Znaczenie słowa Enma

Piękna, korona, królowo. Trajektoria, po której podążają ci, którzy otrzymują owoce życia. Enma, napisana w kanji, brzmi dziwnie przerażająco, ale jej prawdziwe znaczenie to Enma (piękna osoba, która jest zbyt entuzjastycznie nastawiona do jednej rzeczy).

Byłbym wdzięczny, gdybyś mógł to przeczytać w takim znaczeniu.

Znaczenie kagome

Kagome, jeśli to napiszesz, będą to oczy koszyka, a jeśli powiesz to płasko, to będzie heksagram. Oznacza wzór obrazu, w którym przecinają się trójkąt i odwrócony trójkąt. W uproszczeniu jest to diagram światła.

Zbliżenie sześcioramiennej gwiazdy zwanej Kagome.

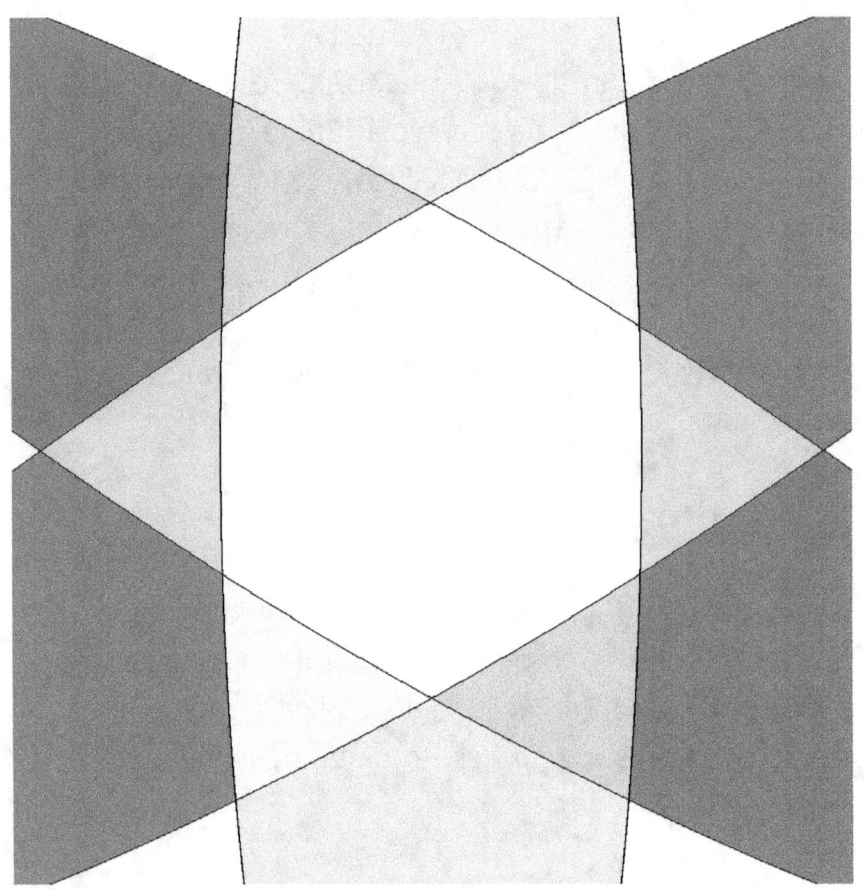

Jednak jest też nadzieja i nawet w tak okrutnym świecie istnieje świat realny, który można poczuć niewidzialnym zmysłem. Jeśli zrobisz to źle, poczujesz dreszcze, a nawet strach i niepokój.

Jeśli jednak się nie pomylisz, możesz nazwać to błogością, rajem, uczuciem współistnienia myślenia i umysłu, uczuciem współistnienia umysłu i myśli, rozluźnieniem ciała, uczuciem szczęścia i błogości. Czułem się, jakbym cieszył się niebiańską radością.

Kiedy miałem to wrażenie, doświadczałem tego, tego, tego. Robię wniebowstąpienie dzień po dniu, aby tego posmakować. Czuję, że wracam do zdrowia po niedźwiedzim stanie psychicznym.

Ale tutaj sprawy stają się ważne. Nie znam przyczyny, ale w wyniku kontynuacji prądu wstępującego przejdę do stanu, o którym można powiedzieć, że jest uzależnieniem od prądu wstępującego (wniebowstąpienia).

Kiedy tak się stanie, niezależnie od twojej woli, wznoszące się prądy (wniebowstąpienia) będą następować jeden po drugim i będzie to szalone bez względu na dzień czy noc. Kiedy to się stało, stwierdziłem, że sam sobie z tym nie poradzę i zacząłem polegać na szpitalu.

Ale bądź ostrożny. Lekarze to ludzie, którzy nigdy nie mieli doświadczenia wniebowstąpienia. Bez względu na to, ile symptomów skarżę się lekarzowi, po prostu myślą o mnie jako o szalonym człowieku. Twój lekarz poprosi Cię o skoncentrowanie się na terapii lekowej.

Zapytaj siebie:

Czy jesteś wystarczająco opisowy, aby uczynić Wniebowstąpienie zrozumiałym dla innych? Moja odpowiedź brzmiała NIE. Dlatego nawet jeśli polegasz na lekarzu, odpowiedź nie zostanie uzyskana. Nie ma innego sposobu niż cierpliwa interakcja z własnym ciałem i zbudowanie metody radzenia sobie.

Jednak w dzisiejszych czasach można dowiedzieć się, jak sobie z tym radzić dzięki książkom. Możliwe są środki zaradcze. Jest trochę lepiej i dobrze jest sprawdzić, czy ta metoda jest poprawna. Jeśli spróbujesz rozeznać, co jest dobrym sposobem na zrobienie czegoś, a czego nie należy robić, stopniowo znajdziesz odpowiedź.

W moim przypadku na szczęście zostałam pobłogosławiona książkami i na szczęście udało mi się zweryfikować swój wzorzec życiowy, wzorzec myślenia i wzorzec zachowania. Gdy udało mi się to zrobić, stopniowo redukowałem ból, dreszcze, strach i niepokój, których doświadczyłem do tego czasu, i odzyskałem spokój.

I czegoś się nauczyłem. Najwyraźniej, jeśli tylko jedna strona zostanie podniesiona, cierpienie wywoła osąd „Enma" (korona, fasola), a dreszcze i dreszcze, strach i niepokój wyjdą na powierzchnię i doświadczą cierpienia.

Nie wiem dlaczego, ale wygląda na to, że możesz cieszyć się ostateczną błogością i rajem, jeśli wspinasz się po obu stronach zamiast tylko jednej.

Ocenię to jednak, przyznając, że od teraz konieczna jest weryfikacja. Widziałem tylko, że raj i piekło są dwiema stronami tej samej monety i w zależności od wzorca myślenia, wzorca zachowania i wzorca życia danej osoby mogą wpaść w obie.

Wyjaśnię schemat myślowy, który teraz otrzymuję. Jeśli zaczniesz gonić za niewidzialnym światem, zauważ to jako pierwszy i zadeklaruj sobie, że wrócisz do pogoni za światem widzialnym.

Pozwala to uciec od fantazji i złudzeń związanych z przeszłymi wspomnieniami. Pozwala także oderwać się od fantazji i złudzeń o przeciwnej nieistniejącej przyszłości.

To tylko hipoteza, ale myślę, że będziemy mogli cieszyć się 100% rajem, ciesząc się błogością taką, jaka jest, bez niepotrzebnego pragnienia błogości i bez dziwnych fantazji i złudzeń. Być może jesteśmy stworzeni, by doświadczać cierpienia, dreszczy i dreszczy, strachu i niepokoju, kiedy przekraczamy tę granicę.

Na razie trochę to zrozumiałem, więc zdam relację i wyjaśnię.

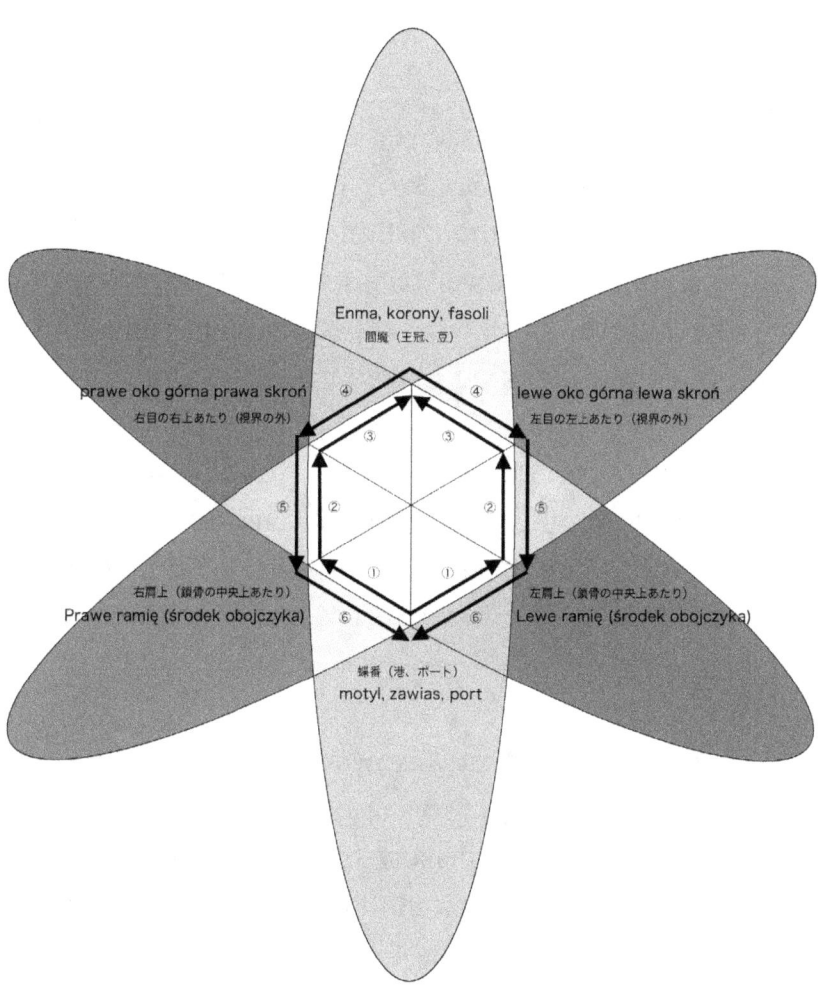

Część „zawiasowa" (część, w której zapisany jest port) jest punktem wyjścia. Następnie podążają jednocześnie lewą i prawą trasą i kierują się do miejsca docelowego o nazwie część „Enma" (korona, fasola) (1, 2, 3 w zapisie numerycznym są śledzone jednocześnie po lewej i prawej stronie w kolejności).

To celowo przenosi energię serca w górę do energii głowy. A kiedy dotrzesz na szczyt, czekasz na osąd Enma. Gdy decyzja Enma zostanie podjęta, podążaj jednocześnie lewą i prawą trasą i wróć do części zawiasowej (portu) (4, 5, 6 w zapisie numerycznym podążają jednocześnie po lewej i prawej stronie).

To celowo przenosi energię głowy w dół do energii serca. I będziesz mógł zasmakować najwspanialszej błogości i raju. Jeśli nie zastosujesz się do tej metody, przerodzi się to w cierpienie (dreszcze, strach, niepokój), więc bądź ostrożny.

Ach, zgadza się, część zawiasowa (port). Opowiem o tym, gdzie ta pozycja opiera się na mojej podmiotowości. Jeśli napiszesz to tak, jak jest, może się wydawać, że jest to środek klatki piersiowej, środek serca. Myślę, że ludzie mają tendencję do myślenia o tym jak o sercu.

Jednak mój zmysł interpretuje to jako nieco powyżej serca.

Ponieważ uczucie, które czuję zmysłami jest jak motyl, wyrażam je jako zawias.

Pod względem organów medycznych uważam, że jest to grasica znajdująca się nad sercem.

Jest w tym coś interesującego, czego nie możesz zobaczyć na własne oczy.

Część "Enma" (korona, fasola). Opowiem też o tym, gdzie jest to stanowisko z mojego subiektywnego punktu widzenia. Pomyślałem, że korona może wyczarować obraz szerokiej okrągłej części ze szwem strzałkowym łączącym kości ciemieniowe czaszki, dlatego też użyłem słowa „fasola".

„Fasola" kontynuuje nurt wznoszący (wniebowstąpienie) i pojawia się na końcu cierpienia. Słowa nie mogą tego w ogóle wyjaśnić, więc w terminologii medycznej szew między kością czołową a lewą i prawą kością ciemieniową w czaszce nazywa się szwem koronowym.

Punkt, w którym spotykają się szwy wieńcowe i strzałkowe, to pozycja „fasola". Będę kontynuował, wyrażając to jako pozycję części Enma (korona, fasola).

To również jest podobne do grasicy i jest w niej coś ciekawego, czego nie widać gołym okiem.

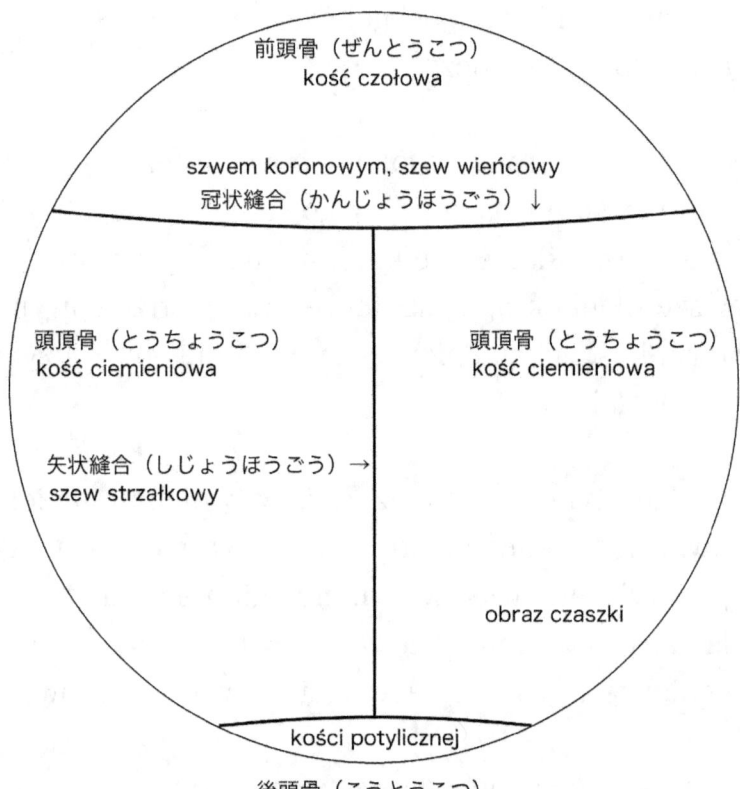

Dlaczego nazywa się Enma? Akt oczekiwania na osąd istnienia korony i fasoli bardzo przypomina obraz Enma, który pojawia się w Podróży na Zachód i Dragon Ballu, które czytałem dawno temu, więc tak to nazywam.

Przypomniały mi się te historie sposób, w jaki energia życiowa wznosi się po kolei z zawiasu (grasicy) i pomyślałem, że jest bardzo podobnie.

Również ta nazwa jest osobistą podmiotowością i myślę, że może to być inna nazwa. Niezależnie od tego, czy nazwiesz czubek głowy Sądem Ostatecznym, czy środek klatki piersiowej Arką wychodzącą z portu, myślę, że możesz to nazwać cokolwiek.

Ważne jest, aby energia grasicy (zawiasu, portu) unosiła się zarówno z lewej, jak i prawej strony, i czekała na osąd czubka głowy (Enma, korona, fasola). Po podjęciu decyzji pozwól energii opaść zarówno w lewo, jak iw prawo, zwracając ją do grasicy (zawiasu, portu), gdzie również jest w domu.

Myślę, że bezpiecznie jest nazywać to Portland lub Utopia. Uważam też, że nieustalenie nazwy odda chwałę kolejnym pokoleniom.

Ponieważ myślę o tych rzeczach, wyglądam, jakbym ścigała niewidzialny świat. Kiedy już to zrozumiesz, nadszedł czas, aby powrócić do ścigania widzialnego świata. Złożę deklarację podczas pisania tego artykułu.

Dzięki tej metodzie, jak dotąd, mogę powiedzieć, że jest to ostateczna błogość bez żadnych problemów. Na razie czuję się bezpiecznie.

Wyjaśnię, dlaczego zdecydowałem się opublikować ten artykuł. Osoba, która uczy się i praktykuje uzdrawianie, takie jak uzdrawianie kryształami, które codziennie promuje wniebowstąpienie, i która doświadczyła wniebowstąpienia i cierpi z powodu sytuacji zależnej od wniebowstąpienia. Jeśli są ludzie, którzy cierpią, pomyślałem, że jeśli to może być jeden rozwiązań i remediów dla tych ludzi, nie musieliby cierpieć tak jak ja, więc postanowiłem to upublicznić.

Ponadto, zamiast wyrażać go jako wznoszący się prąd, czasami nazywa się go wniebowstąpieniem Kundalini w świecie jogi. Dlatego mam szczerą nadzieję, że może to być rozwiązanie lub lekarstwo dla tych, którzy mają kłopoty z zespołem Kundalini.

Jeśli z tej okazji interesuje cię prąd wstępujący (wzniesienie), chciałbym udzielić ci jednej rady. Ci, którzy wyjaśniają wznoszący się prąd (wzniesienie), reklamują i zabiegają, mówiąc, że mogą czerpać przyjemność. Albo możesz zostać zaproszony do oddania się błogości.

Ale bądź ostrożny. W zamian za tę przyjemność przygotowywane jest również najwspanialsze piekło. Szczerze mówiąc, nie czuję się komfortowo polecając metodę wniebowstąpienia ludziom, ponieważ może to być obraz życia i śmierci.

Opierając się na moim doświadczeniu, nie polecam tego.

Dlatego, jeśli zastosujesz metodę, która promuje prąd wstępujący (wzniesienie), doświadczysz dreszczy, strachu i niepokoju, i zostaniesz zaproszony do perspektywy życia i śmierci. Jeśli chcesz zasmakować ostatecznej błogości, nawet jeśli zasmakujesz w piekle, w porządku, ale jeśli nie, lepiej nigdy się w to nie angażować.

To moja rada.

Jeśli nadal chcesz doświadczyć wznoszącego się prądu powietrza (wniebowstąpienia), wyraźnie stwierdzimy tutaj, że jesteś przygotowany na doświadczenie piekła i że cała odpowiedzialność spoczywa na tobie.

Nie udzielamy żadnych gwarancji na Twoje zdrowie. Prosimy o postępowanie według własnego uznania i na własne ryzyko.

Ja, Pan Takashi 2baki, nie ponoszę odpowiedzialności za jakiekolwiek zjawiska spowodowane przez wprowadzane przeze mnie metody. Zrób to na własne ryzyko.

Kontynuuj tylko wtedy, gdy wyrażasz na to zgodę.

PRZEDMOWA

*Uwaga: Kiedy wznoszący się prąd powietrza (wniebowstąpienie) dociera do wnętrza czaszki, staje się mentalnie chaotyczny. Nie będziesz wiedział, czy śpisz, czy nie śpisz i doświadczysz stanu medytacji, nawet jeśli nie medytujesz.

Ponadto, jeśli popełniłeś błąd w sposobie wznoszenia się, jeśli robisz coś, czego nie powinno się robić (wzorzec myślenia, wzorzec działania, wzorzec życia itp.) lub jeśli doświadczasz tego po raz pierwszy, możesz poczujesz dreszcze lub strach.Będziesz w stanie, w którym możesz łatwo wytworzyć własne uczucia niepokoju.

Możliwe, że twoje ciało stanie się wrażliwe i wrażliwe, reagując nawet na błahe rzeczy, a twój umysł i ciało łatwo straci równowagę. W tej sytuacji należy zachować szczególną ostrożność.

GŁÓWNA HISTORIA

W tym miejscu przedstawimy, jak leczyć, aby płynnie przyspieszyć wznoszący się prąd powietrza (wniebowstąpienie). Zalecamy, aby postępować powoli, bez pośpiechu. Zanim klient dotrze do historii Enmy, fasoli i koron, minie wiele lat. Z mojego punktu widzenia minęły dokładnie 2 lata i 10 miesięcy odkąd zacząłem leczyć. Więc jeśli myślisz, że zajmie to 3 lata, to w porządku.

Zajmie również kilka miesięcy, zanim pojawią się pierwsze prądy wstępujące (wniebowstąpienie).

Dla mnie zajęło to od trzech do sześciu miesięcy. Tak więc radzę, abyś się uspokoił i kontynuował.

Ponadto w tym momencie potrzebne są trzy moce.

- To wyobraźnia, która chce doświadczać zmysłów wzroku, słuchu i czucia bez stawiania oporu.

- To umiejętność obserwowania i obserwowania tego, co dzieje się teraz w tym ciele.

- To entuzjazm zwany nadzwyczajnym entuzjazmem, który może kontynuować uzdrawianie.

Jeśli masz te trzy, prawdopodobnie będziesz w stanie osiągnąć prąd wstępujący (wniebowstąpienie).

Myślę, że po pojawieniu się wznoszącego się prądu powietrza (wniebowstąpienia) to zjawisko sprawi, że serce zacznie trzepotać. To będzie naprawdę świeży i zabawny czas, więc ciesz się nim w pełni.

Teraz pozwól, że nauczę cię podstaw uzdrawiania.

Tym razem chciałbym przedstawić Wam oryginalny tekst dokładnie tak, jak mnie tego nauczono.

KRYSZTAŁOWE UZDROWIENIE

Zwolennik uzdrawiania kryształami powiedział:

Wybierz kryształ (kamień), który Cię pociąga. Potem biorę głęboki oddech, zamykam oczy i przykładam kamień do serca. Połóż obie ręce na sercu.

Podczas wdechu powitaj kamień w swoim sercu, mówiąc: „Wejdź". Kiedy wydycham, daję temu kamieniowi miłość i przyjaźń, którą mam, mówiąc: „Proszę, weź to".

Następnie co kilka oddechów wymieniaj swoje obecne uczucia. Powtarzając to w kółko, stopniowo poczujesz, że energia krąży, więc do tego czasu oddychaj i przekaż swoje uczucia.

Tak więc równie ważne jest powitanie istnienia kamienia i bardzo ważne jest, aby ofiarować mu uczucie miłości i wdzięczności.

Powodem, dla którego jest to ważne, jest to, że to uczucie miłości i wdzięczności odżywia kamień. otrzymywać składniki odżywcze. Uczucia miłości i wdzięczności są również bardzo korzystne dla planety. Dostarcza ziemi składniki odżywcze.

Kiedy wchodzisz w interakcję z tym uczuciem, energia będzie stopniowo wzrastać. Następnie za każdym razem dodawane są informacje zwrotne z drugiej strony, które za każdym razem rosną.

A gdy krąży i rośnie, wykręca się spiralnie i tworzy jeden z wzorców Wniebowstąpienia. Wkrótce będziesz medytować z tą kamienną istotą. I zrobię to, aby spotkać i poczuć tę egzystencję.

I tak jak wcześniej, oddychając, przekaż swoje uczucia, za każdym razem odbieraj i daj energię, a gdy robisz to sercem, obecność kamienia stopniowo wejdzie w twoje serce i będziesz miał w sercu obraz . może ci pokazać Więc przeżyj to.

Następnie, gdy zobaczysz w swoim sercu obraz istnienia kamienia, zadaj pytanie. „Jaka jest Twoja natura i co mogę z Tobą współtworzyć?"

Odpowiedź z istnienia kamienia w tym czasie może nam coś pokazać. Możesz być w stanie zobaczyć coś z obecności kamienia. Mogą przesłać nam obraz w postaci istnienia kamienia lub wyglądu samej osoby. Innymi słowy, jeśli powiesz „proszę, proszę", sceneria będzie się stopniowo zmieniać i możesz zostać zabrany w różne miejsca swojej podróży.

A kiedy masz wyobrażenie, uzdrowienie lub uczucie takie jak to, nie opieraj się sobie i pozwól, aby rosło i stało się silniejsze, z uczuciem, że chcesz zobaczyć więcej.proszę. I dobrym pomysłem jest zapisanie tego, co się stało.

Teraz zamknij oczy i przygotuj się. Następnie skup się na oddechu i umieść kamień wokół serca. Weź głęboki oddech i zacznij pracować.

Zakończ swoją medytację, dziękując kamiennym istotom. Kiedy skończysz dziękować, powoli przygotuj się i wróć tutaj.

Kiedy skończysz, dobrze jest zrobić notatki, zanim zapomnisz. Moja książka powstała z tej notatki.

Czy jest ktoś, kto miał dobre uczucie w sercu z powodu tego doświadczenia?

Dobre uczucie, które czujesz w tym sercu, to uczucie, że twoje głębokie ja jest w ruchu.

A następne uzdrowienie jest szczególnie ważne.

Przejdziesz przez proces spotykania swojego głębokiego ja.

JAK POZNAĆ SWOJE GŁĘBOKIE JA

Zwolennik uzdrawiania kryształami powiedział:

środek klatki piersiowej. Zobacz, jak jaskinia otwiera się w sercu. Zaczniesz schodzić przez wejście do jaskini. Idź w dół i w dół, aż dotrzesz do dna.

A kiedy dotrzesz na sam dół, rozejrzyj się. Jest tam trochę światła. Jeśli przyjrzysz się uważnie, zobaczysz drzwi. Twoje imię jest napisane na drzwiach. Zapukaj do drzwi, gdy je znajdziesz. Otwórz drzwi i wejdź do środka.

ktoś tam stoi. twoje wewnętrzne, głębokie ja. Ofiaruj swoją miłość i przyjaźń, kiedy spotkasz tę istotę. I dziękuję za otwarcie drzwi w głębi serca. Powiedz swojemu głębokiemu ja.

Następnie zadaj swojemu głębokiemu ja pytanie. co chcesz żebym ci powiedział I co mogę z tym zrobić? Posłuchaj swojego głębokiego ja.

Cokolwiek wydarzy się później, nie opieraj się i pozwól, aby się wydarzyło.

Potem wracasz tą samą drogą, którą przyszedłeś. środek klatki piersiowej. Wracam do mojego serca. I zrób sobie przerwę.

Teraz przynieś kamień do swojego serca i przygotuj się na kryształowe uzdrowienie. Schodzisz z serca do jaskini, do jaskini w dół, aby spotkać głębokie ja głęboko w swoim sercu.

Teraz niech rozpocznie się kryształowe uzdrowienie.

Kiedy skończysz, oczyść swój umysł i wróć tutaj.

Czy byłeś w stanie wejść do jaskini, zejść z jaskini i poznać swoje głębokie ja? Wierzę, że to najważniejsze uzdrowienie, jakie mogę zrobić. Dzięki temu głębokie ja wypłynie na powierzchnię i będzie mogło żyć z tobą.

Możesz czuć, że ty i twoje głębokie ja jesteście w rzeczywistości jedną istotą. Kiedy będziesz mieć ten pełny obraz, będziesz mógł żyć ze swoim głębokim ja w swoim codziennym życiu.

Konieczne jest połączenie się i stanie się jednością z głęboką jaźnią. Przez większość czasu dzieje się tak, że kiedy połączysz się ze swoim głębokim ja, dostaniesz to w swoje ręce.

Ale czasami tracisz to z oczu. A głębokie ja powróci. Takie rzeczy się zdarzają.

Jeśli stracisz z oczu swoje Głębokie Ja, wróć do jaskini i spotkaj się ponownie, a będziesz mógł się ponownie spotkać.

Następnie przedstawię uzdrowienie, które zwykle wykonuję. To jest wersja uzdrawiania kryształami, którą wprowadziłem wcześniej, bez kryształów. Od dwóch lat robię wniebowstąpienie głównie dla tego uzdrowienia.

KORZYSTANIE Z ENERGII MIŁOŚCI I PRZYJAŹNI

środek klatki piersiowej. Połóż obie ręce na sobie na środku serca.

Następnie zrób wydech. Kiedy skończysz wydech, zrób szybki wdech i wydychaj powoli, komunikując się z wewnętrzną istotą w sobie.

Powiem wewnętrznej istocie, która tkwi w jaźni.
Ofiaruję ci moją miłość i przyjaźń.
kocham Cię
przyjaźnię się z tobą.

Powtarzaj to z każdym oddechem. Jeśli masz teraz czas, pomedytujmy tak, jak jest.

*Czas medytacji jest bezpłatny. Chciałbym, żebyś poszedł tak wygodnie, jak chcesz.

Czy ktoś z was może poczuć energię miłości i przyjaźni emanującą z centrum swojego serca? Mogą też pokazać nam coś w różnych formach, takich jak obrazy, dźwięki lub historie.

Jeśli tak czujesz, nie powstrzymuj się, po prostu poproś o więcej. Jest to dowód na to, że egzystencja tkwiąca w jaźni zaczyna się poruszać.

Zapisz też, co się dzieje, kiedy używasz energii miłości i przyjaźni, zanim o tym zapomnisz.

Moja książka powstała z tej notatki.

Na tym kończy się wstęp do uzdrawiania. Jak przedstawiłem wcześniej, miałem doświadczenie wznoszenia się, kontynuując uzdrawianie kryształami przez około pół roku. Aby opisać wniebowstąpienie słowami, można powiedzieć, że prąd wstępujący wystąpił na poziomie, który można odczuć w ciele.

I w wyniku kontynuowania go przez 2 lata i 10 miesięcy bez zmęczenia udało mi się dotrzeć do zjawiska przedstawionego na początku tej książki. Chciałbym wyrazić szczerą wdzięczność tym, którzy nauczyli mnie uzdrawiania kryształami.

Ponadto chciałbym zakończyć główną część, wprowadzając jedną metodę oddychania jako środek zaradczy w przypadku, gdy prąd wstępujący (wniebowstąpienie) nie wystąpi nawet po kontynuowaniu tego leczenia przez pół roku.

Ta metoda oddychania jest dziwnym doświadczeniem, które przydarzyło mi się około 10 lat temu, kiedy praktykowałem metodę oddychania, którą przypadkiem przeczytałem w książce, kiedy nie znałem nawet słowa na prąd wstępujący (wniebowstąpienie).

To jest informacja, która moim zdaniem może być związana z rosnącym prądem powietrza (wniebowstąpieniem) po tym. Niekoniecznie oznacza to, że nie możesz się wznieść bez wykonania tej techniki oddychania. Chciałbym ją ofiarować i dać tym, którzy przez pół roku próbowali opisanego powyżej uzdrowienia i nic się nie stało.

METODA ODDYCHANIA

Jestem prawie pewien, że to było na początku lat 30-tych. To było jakieś 8-10 lat temu, nie pamiętam dokładnie.

Czytam książki o jodze, samopomocy i tym podobne. Było kilka książek, które wydawały się zmieniać stan fizyczny poprzez oddychanie. Jedną z nich była technika oddychania, która skupiała się na długich wydechach. Ćwiczyłem długie oddechy.

Jeśli dobrze pamiętam, metoda polegała na otwarciu ust do połowy, przyłożeniu języka do górnej szczęki, stopniowym wydechu i stopniowym wydłużaniu czasu wydechu.

Na początku powtarzaj wydech przez 4 sekundy, potem przestaw się na 8 sekund, kiedy możesz to zrobić, i stopniowo zwiększaj czas o 10 sekund, 15 sekund, 30 sekund i tak dalej, a jeśli dobrze pamiętam, o około 60 sekund. Mogłem długo wydychać, a gdy robiłem coś trudnego, żeby zobaczyć, ile razy uda mi się to powtórzyć, nagle wydech i wdech nastąpiły w tym samym czasie, zdziwiłem się i roześmiałem, przypomniałem sobie, że było

Nie sądzę, żebym teraz mógł to zrobić, ale pamiętam, że byłem wtedy zaskoczony. Pamiętam, że w tamtym czasie obszar pod pępkiem czuł się dobrze.

Myśląc o tym teraz, zaczynam myśleć, że może odegrało to rolę w doświadczaniu prądów wstępujących (wzniesienia), które nastąpią.

Nie ma na to podstaw naukowych, ale na wszelki wypadek udzielę informacji.

Na tym chciałbym zakończyć ten tom. Bardzo dziękuję za przeczytanie. Modlę się z głębi serca, aby nadszedł dla ciebie jasny dzień.

LISTA CYTOWAŃ

Stać się posłusznym sercem (autor) Konosuke Matsushita

Myślenie o ludziach (autor) Konosuke Matsushita

Zapytałem lekarza psychosomatycznego, który po powrocie do pracy ma zerowy wskaźnik nawrotów, „Jak leczyć depresję bez uzależnienia od narkotyków" Satoshi Kamehiro (Autor) Tatsuya Natsukawa (Autor)

Bojownik sztuk walki Katsunori Kikuno, który Tsuyo DOJOy
 https://www.youtube.com/watch?v=8H6LtlSZ8Bw

Dobry dźwięk powstaje przy dobrej postawie i dobrym oddechu (Autor) Shoji Mamada

Specjalne podziękowania: Robert Simmons

O AUTORZE

Urodził się w Japonii w 1981 roku i nazywa się Takashi 2baki. Po ukończeniu szkoły średniej przeniósł się do Tokio, aby zostać inżynierem elektrykiem. Po drodze obudziłem się do programowania i przesiadłem się na programistę i zmieniłem pracę na firmę IT. W momencie, gdy Internet stanie się całkowicie popularny, przeniosę się do rodzinnego miasta i zmienię pracę do lokalnej firmy. Wielokrotnie zmieniając pracę, zetknął się z wizją robienia tego, co lubi jako praca, a ze względu na dynamicznie rozwijające się internetowe środowisko biznesowe postanowił zostać muzykiem-samodzielnym. Jednak nie osiągnął oczekiwanych rezultatów, a trend się zmienił, więc postanowił zamienić swój ulubiony kamień naturalny w biznes i założył sklep z kamieniami naturalnymi jako Plan B.

Traf chciał, że wziąłem udział w seminarium uzdrawiania kryształami i zostałem bezpośrednio uczony. Od tego czasu pracuję nad pisaniem.

Mr. Takashi 2baki

https://note.com/mr_takashi_2baki/

PREMIA

Nawet jeśli po prostu podbijesz oba, istnieją różne sposoby na podbicie. W moim przypadku sposób, w jaki się wspinam, zmienia się z dnia na dzień, zgodnie z dźwiękiem mojego serca, moimi duchowymi przewodnikami, moim wewnętrznym głosem, głosem istoty we mnie i moim wewnętrznym przewodnictwem. Na tej podstawie przedstawię formację wzrostową, która wydaje się być dobra.

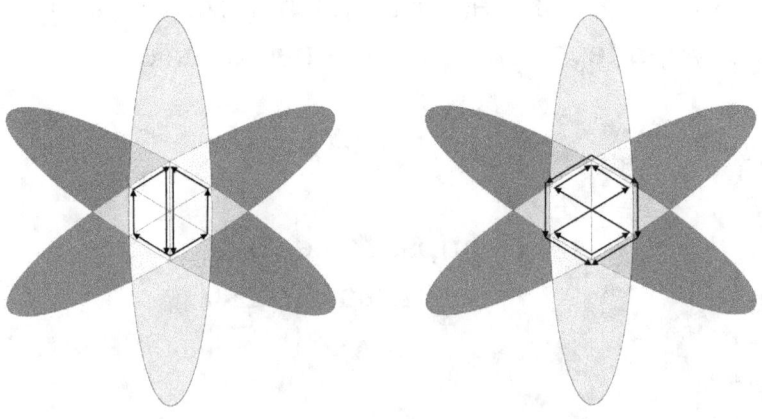

Wznoszący się wzór, który był dobry.

Mam nadzieję, że przyda się jako materiał referencyjny.

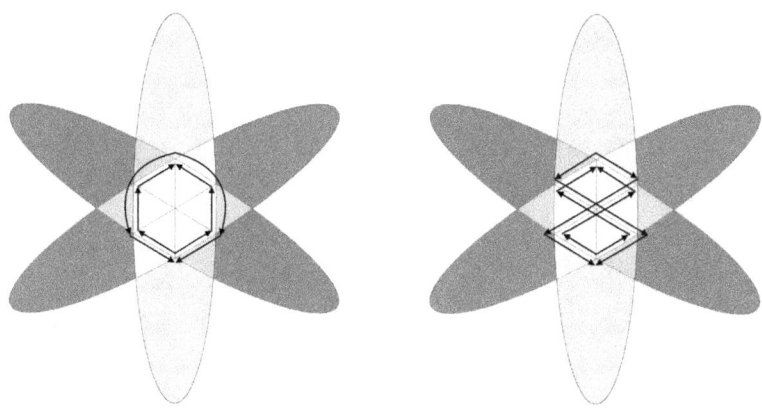

Obraz malarza Takashi 2baki (1) [Energy Road]

Złożyłem uproszczony obraz tego, co wydarzyło się około połowy maja 2022 roku podczas przejścia do doświadczenia przebudzenia. Drobniejsze szczegóły będą traktowane jako poufne. Powodem utrzymywania tego w tajemnicy jest to, że szczegóły, takie jak imiona i szczegółowe rozkazy, mogą się zmieniać w zależności od osoby i ścieżki energii. Sposób, w jaki się wspina, również się zmieni i myślę, że sposób, w jaki wygląda i odczuwa, również zmieni się w zależności od osoby. Ponadto, jeśli podasz lub ujawnisz swoje imię i nazwisko itp., nazwa ta będzie miała wpływ na klienta i może to wpłynąć na twoje wrażenia. Aby zminimalizować wpływ, szczegółowe informacje, takie jak imiona, oznaczenia i pseudonimy, będą traktowane jako poufne. Byłbym wdzięczny, gdybyś mógł zobaczyć to jako obraz tego, co wydarzyło się podczas prowadzenia do doświadczenia przebudzenia.

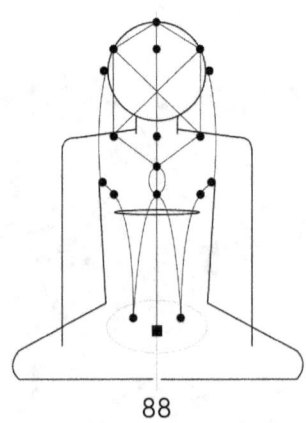

Obraz malarza Takashi 2baki (2) [Księżyc, słońce i moje światło]

Pośród piekielnego cierpienia, w strumieniu pędu do doświadczenia przebudzenia, po wyjaśnieniu heksagramu, pojawiło się wyjaśnione słowo, a jest to rysunek oparty na tym słowie. Mam nadzieję, że możesz cieszyć się obrazami bez zastanawiania się nad ich głębokim znaczeniem.

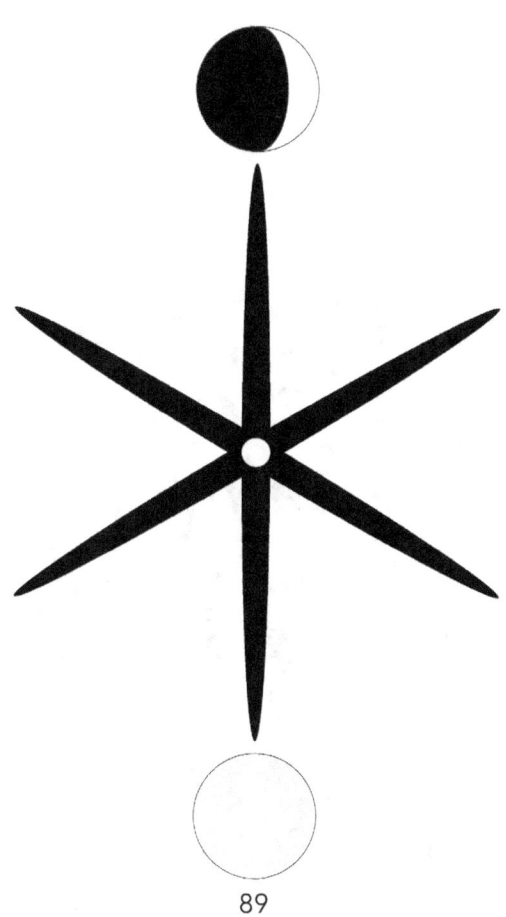

Jak korzystać z wahadła

Zwolennik uzdrawiania kryształami odpowiedział: Zawsze pytam swoje głębokie ja, jak używać wahadła i jak nim poruszać. Pokaż mi, co robi, gdy "TAK". Posłuchaj tego i obserwuj, jak porusza się w jakim kierunku. A w którym kierunku jest „NIE"? Zapytam Głęboką Jaźń. Wtedy myślę, że pojawi się różnica między „TAK" i „NIE". A sposób, w jaki to działa, różni się w zależności od osoby.

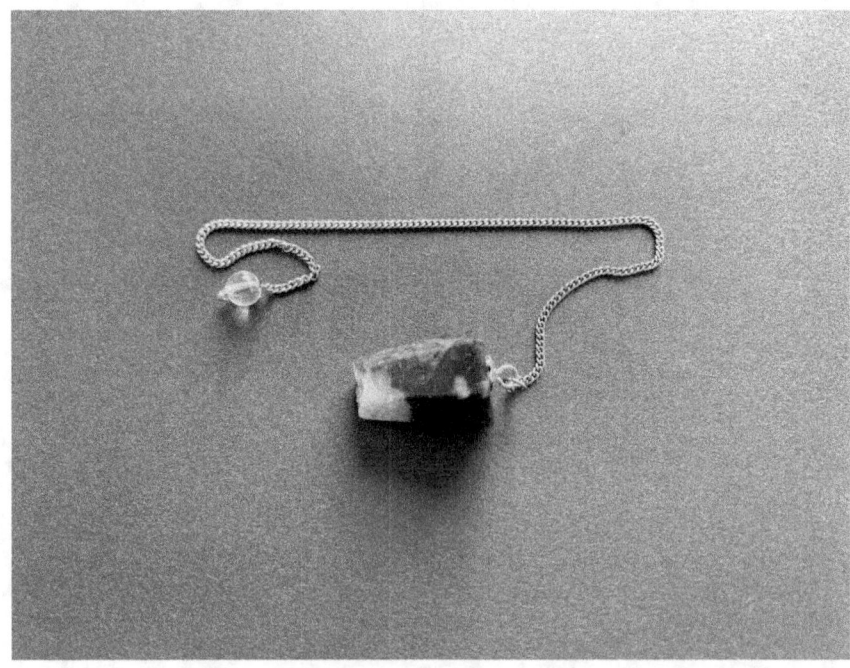

Trzy podstawowe kolory światła, trzy podstawowe kolory koloru i znak światła.

Kiedy studiowałem światło widzialne w teorii kwantowej, dowiedziałem się o trzech podstawowych kolorach światła z pytania, że nie ma czerni i bieli. Czy wiesz, że kiedy mieszasz zielony, niebieski i czerwony, otrzymujesz biały?

Czarny jest nazywany trzema podstawowymi kolorami koloru i jest kolorem będącym mieszanką trzech kolorów, z których każdy jest mieszanką trzech podstawowych kolorów światła. Cyjan to mieszanka zieleni i niebieskiego, magenta to mieszanka niebieskiego i czerwonego, a żółty to mieszanka czerwieni i zieleni. Czy wiesz, że kiedy zmieszasz ze sobą te trzy kolory, uzyskasz czerń?

Im więcej o tym myślę, tym bardziej zastanawiam się, dlaczego jest czarno-białe. Jednak biorąc pod uwagę, że kolor jest falą, czarny jest postrzegany jako czarny, ponieważ fale znoszą się i nie emitują światła, a biały wydaje się biały, ponieważ fale są zaburzone i emitują światło.

Znak światła

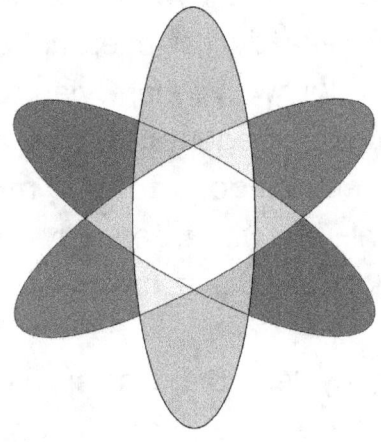

HIPOTEZA

Myśli po Doznaniu Wzniesienia i Doznaniu Przebudzenia

Przypuszczam, że każdy ma w sobie wewnętrzną egzystencję i że żyje swoim życiem, nie zdając sobie z tego sprawy.

Jednak wewnętrzne dociekanie pozwala nam zobaczyć okiem umysłu istotę, która jest w nas.

Tylko ci, którzy są świadomi swojej wewnętrznej istoty, mogą połączyć się ze swoim wnętrzem, komunikować się ze swoim wnętrzem, otrzymać mądrość swojej wewnętrznej istoty, cieszyć się naukami swojej wewnętrznej istoty i stać się świadomym swojej wewnętrznej świadomości.

I można dzielić się tożsamością tej egzystencji (dowodem istnienia) jak sen. Ludzie mają te cechy.

Ponieważ jednak prawdziwy świat świata zewnętrznego mija przypadkowo, ludzie są dobrze przygotowani do radzenia sobie z nim. W rezultacie myślę, że być może zapomnieliśmy o naszym wewnętrznym świecie.

Nie mogę oprzeć się myśli, że być może w moim dzieciństwie ten wewnętrzny świat był światem przyrody.

Jednak w procesie stawania się dorosłym zapomniałem o tym, zanim się zorientowałem. Wierzę, że taki fakt istnieje.

Jednak ludzie, którzy to zauważyli, doświadczą wznoszącego się prądu (wzniesienia) i zostaną nauczeni i poprowadzeni do doświadczenia przebudzenia.

Wiedząc, że jest to prawo świata, zapisuję to jak memorandum. powodzenia

To może być rzecz oczywista, ale uwaga

Kiedy rozmawiasz z kimś, patrz na jego twarz, kiedy mówisz.

Jeśli mówisz bez patrzenia na drugą osobę, z jakiegoś powodu nie pójdzie to dobrze.

Zastanawiam się dlaczego...

Czy dlatego, że jeśli nie słuchasz cery drugiej osoby, nie dogadujesz się z drugą osobą i rozmowa będzie jednostronna, czy to dlatego, że staje się wymianą w przestrzeni mózgowej bez mimiki?

Naprawdę nie wiem dlaczego

W każdym razie jest wiele powodów, dla których lepiej rozmawiać, patrząc na drugą osobę, czy to dlatego, że widzisz sygnały drugiej osoby, czy też dlatego, że rozmowa rozwija się w zależności od drugiej osoby.

Działa lepiej.

zderzenie pomysłów

Myśli się zderzają, a jeśli poruszasz głową, zderzasz się. Ale pomyśl o tym, co się dzieje, gdy poruszasz się umysłem.

Ostateczny wniosek przyjdzie później...

Stwórz okazję.

Działa tylko wtedy, gdy zadziała wyzwalacz „Podoba mi się".

To jest pierwsza zasada działania.

Nie przychodzi mi do głowy nic innego.

Nieważne co.

Wtedy możesz użyć miłości jako drogowskazu.

Porady dotyczące miłości własnej

Korzyści z miłości własnej.

Tylko wtedy, gdy potrafisz pokochać siebie, możesz osiągnąć „duchową niezależność".

Kochanie siebie oznacza odżywianie swojego ciała.

Otrzymasz odżywkę miłości do swojego ciała.

Nie ma nic bardziej niezawodnego niż to dla mojego ciała.

Wzrośnie zdrowe uczucie i uzyska się zdrowe samopoczucie. Możesz uzyskać te korzyści.

Dawanie miłości i przyjmowanie miłości, taki cykl,

Kiedy narodzi się pętla miłości, to ciało będzie w radosnym stanie, a ty będziesz szczęśliwy z głębi serca.

Jeśli nadal będziesz to robić, stanie się to drogowskazem do twojej mentalnej niezależności i poprowadzi cię w górę.

Niech to będzie twój drogowskaz.

Kryteria myślenia

Kiedy twoje myśli są negatywne, odczuwasz ból w sercu.

Kiedy twoje myśli są pozytywne, twoje serce czuje się dobrze.

Aby dać ci jaśniejszy przykład, kiedy jesteś zakochany, każdy ma doświadczenie niemożności stania w miejscu, mimo że ich serca wali tak bardzo, że myślą o osobie, którą kochają.

Myślę, że to dowód na to, że w środku klatki piersiowej, w centrum serca istnieje coś niewidzialnego.

Ponadto, kiedy zdasz sobie z tego sprawę, będziesz mógł skierować swoją świadomość do centrum swojego serca. W naturalny sposób zwracam uwagę na stan mojego serca, abym mógł natychmiast ocenić, czy moje obecne myśli są dobre, czy złe, na przykład, czy jestem w wygodnym stanie.

Jeśli czujesz się komfortowo, możesz to zrobić, a jeśli czujesz się nieswojo, możesz przestać o tym myśleć.

Innymi słowy, służą one jako wskaźniki takich kryteriów oceny.

środek klatki piersiowej. Czuję możliwość, że istnienie, które staje się rdzeniem tej osoby, czai się w centrum serca.

GRASICA

W książce, którą przeczytałem w bibliotece, była informacja, o której myślałem, więc ją zacytuję.

To książka medyczna.

W nieuchwytnej dziedzinie neurofizjologii David Holrobin z Instytutu Medycyny Klinicznej w Montrealu twierdzi, że substancja podobna do hormonu zwana prostaglandyną E1 jest bardzo ważna dla sprawnego funkcjonowania układu odpornościowego.

Horobin, naukowiec z Oxford University, podkreśla również, że dieta może modulować układ odpornościowy, zwłaszcza komórki T, które walczą z rakiem.

Wiadomo, że prostaglandyna E1 jest obficie magazynowana w grasicy, gdzie dojrzewają komórki T.

Gdy myszom brakuje limfocytów T i mają nadaktywne komórki B, w końcu umierają w sposób podobny do myszy z toczniem rumieniowatym (SLE).

Horobin odkrył jednak, że po podaniu myszom prostaglandyny E1 komórki T powróciły do normalnego poziomu, a aktywność limfocytów B znormalizowała się, prowadząc do dłuższego życia.

[Źródła] Wewnętrzna moc uzdrawiania Nowa medycyna dotycząca umysłu i odporności (Autorzy) Stephen Locke + Douglas Corrigan (Nadzór): Tojiro Ikemi (tłumaczenie) Akira Tanaka + Masaaki Hori + Tetsuaki Inoue + Yasuko Urao + Keiichi Ueno

Nawet jeśli nie rozumiesz znaczenia tego zdania, możesz zauważyć, że w środku klatki piersiowej znajduje się grasica, miejsce, w którym znajduje się duża ilość ważnej „prostaglandyny E1".

Myślałem "Hmm" podczas czytania.
Ponadto na końcu książki jest napisane:

To fascynujące zjawisko terapeutyczne, które David McClelland nazwał „Efektem Matki Teresy".

Matka Teresa jest laureatką Pokojowej Nagrody Nobla, która poświęciła swoje życie pomocy ubogim Kalkuty. McClelland pokazał swoim uczniom film przedstawiający pracę Matki Teresy i był zaintrygowany zmianami we krwi pobranej przed i po.

Po obejrzeniu filmu poziom immunoglobulin uczniów nieznacznie wzrósł, co sugeruje, że ich układ odpornościowy działał lepiej.

Później na różne sposoby potwierdzał ten „efekt Matki Teresy". Zamiast pokazywać film, poprosiłem studentów, aby głęboko zastanowili się nad dwiema rzeczami.

Innymi słowy, poprosiłem ich, aby pomyśleli o chwilach w ich życiu, kiedy byli przez kogoś głęboko kochani i kiedy kogoś kochali. W końcu to było skuteczne.

W rzeczywistości McClelland wiedział o tym empirycznie od dawna i wierzył, że to działa.

Kiedy jestem przeziębiony, często myślę o ludziach, którzy dawali i otrzymywali miłość. Były dwa lub trzy razy, kiedy wyzdrowiałem z przeziębienia właśnie przez to. To nie znaczy, że na pewno zadziała. Bez względu na to, jak bardzo się starałem, to nie działało, a był czas, kiedy miałem silne przeziębienie. Ale to pomaga.

Silna wiara McClellanda w moc miłości ma wielkie znaczenie dla współczesnej medycyny, którą popiera.

Ta cenna siła ludzkiej psychiki, dotychczas pomijana, jest według niego wewnętrzną siłą napędową zjawiska uzdrawiania.

„Możesz wiele zrobić, zmieniając środowisko szpitalne", powiedział kiedyś McClelland na zgromadzeniu lekarzy.

Musimy uczynić ze szpitala miejsce, w którym ludzie będą mogli się zrelaksować, miejsce, w którym w naturalny sposób powstaje współczucie, miejsce, w którym uwolnią się od ciągłego poczucia pogoni.

Innymi słowy, stwórz zdrowe środowisko. Lekarze, pielęgniarki i pracownicy socjalni mogą to zrobić, jeśli chcą. Kochanie kogoś jest bardzo dobre dla zdrowia zarówno dawcy miłości, jak i odbiorcy miłości.

[Źródła] Wewnętrzna moc uzdrawiania Nowa medycyna dotycząca umysłu i odporności (Autorzy) Stephen Locke + Douglas Corrigan (Nadzór): Tojiro Ikemi (tłumaczenie) Akira Tanaka + Masaaki Hori + Tetsuaki Inoue + Yasuko Urao + Keiichi Ueno

Czytając to miałem złudzenie, że wykorzystanie energii miłości i przyjaźni zostało udowodnione.

Jeśli uda nam się potwierdzić, że grasica jest stymulowana poprzez praktykowanie wykorzystywania energii miłości i przyjaźni i silnie aktywuje komórki T, to medycznie udowodniono, że jest skuteczna w tłumieniu raka.Myślę, że będziemy mogli powiedzieć, że tak się stało.

To właśnie wymyśliłem. Ale nie jestem ani lekarzem, ani naukowcem, jak mogę to potwierdzić? W tej chwili nie znalazłem odpowiedzi, więc zignorowałem ją i ruszyłem dalej.

komórki T

Powiedziano mi, że jeśli komórki T zostaną aktywowane w grasicy, funkcja odpornościowa zostanie wzmocniona, a rak zostanie stłumiony. Tym razem kontynuowaliśmy badanie, czym są komórki T.

Nawet jeśli napiszę to własnymi słowami, brakuje w tym przekonywania, więc zacytuję treść książki.

Mechanizm, za pomocą którego układ odpornościowy atakuje komórki rakowe, jest stopniowo poznawany.

Jednym z nich są komórki naturalnych zabójców (NK). Komórki NK mają prymitywny instynkt i gdy tylko znajdą coś, czym nie są, atakują i próbują to wyeliminować. Jest tak zabójczy, że istnieje wiele przykładów radykalnego zmniejszenia raka poprzez jego aktywację.

Komórki NK są dobre w działaniu partyzanckim, a nie w systematycznym zarządzaniu.

Innym jest systematyczna aktywność immunologiczna skoncentrowana na limfocytach T (pomocnicze limfocyty T, zabójcze limfocyty T, supresorowe limfocyty T).

Ponieważ komórki T są regulowane przez reakcje antygen-receptor komórek T, które są bardzo podobne do reakcji antygen-przeciwciało, konieczny jest proces rozpoznawania antygenów. Nawet jeśli w pobliżu znajdują się komórki rakowe, komórki T przegapią je, jeśli nie będą mogły rozpoznać ich jako antygenów.

To „makrofagi i komórki dendrytyczne" zwane komórkami prezentującymi antygen informują komórki T o obecności antygenów. Komórki prezentujące antygen połykają i trawią komórki rakowe i przekazują informacje limfocytom T pomocniczym.

Pomocnicze limfocyty T, które otrzymują informację, uwalniają cytokiny, aby zabójcze limfocyty T, które atakują komórki rakowe, wytwarzały antygeny i aktywowały je w celu stworzenia systemu eliminującego komórki rakowe.

[Referencje] Ostateczny słownik medyczny do leczenia raka, od najnowszej nowoczesnej medycyny po niezawodne terapie alternatywne. Kompleksowy słownik do walki z rakiem (Główny Inspektor) Ryoichi Obitsu

Myślałem "Hmm" podczas czytania.

Byłem pod wrażeniem, że ludzie mają zdolność do tłumienia raka poprzez złożony mechanizm.

Nawet jeśli nie rozumiesz treści tej historii, byłoby miło, gdybyś mógł jakoś zrozumieć, że komórki NK, które poruszają się niezależnie i komórki T, które poruszają się systematycznie, są odpowiedzialne za funkcje odpornościowe organizmu.

Oczywiście przeczytałem i zrozumiałem, ale napiszę to w znaczeniu recenzji.

Wyjaśnię limfocyty T(komórki T), które poruszają się systematycznie. Zabójcze limfocyty T odgrywają rolę atakujących komórki rakowe, a komórki prezentujące antygen (makrofagi i komórki dendrytyczne) odkrywają raka, rozpoznają raka i przyjmują komórki rakowe. Informacja jest przekazywana do pomocniczych limfocytów T, które uwalniają cytokiny, prezentują antygeny do zabójczych limfocytów T, aktywuj zabójcze limfocyty T, przygotuj się do ataku, a następnie zaatakuj komórki rakowe. Limfocyty T mają do tego systematyczny mechanizm.

Czytając książkę, zacząłem dostrzegać, jak komórki w ludzkim ciele współpracują ze sobą, aby wspierać ludzki układ odpornościowy.

rodzaje komórek odpornościowych

Zorganizuj rodzaje komórek odpornościowych.

Do tej pory pisałem, że limfocyty T są aktywne w funkcji odpornościowej, ale nie wspomniałem, czym są limfocyty T. Chciałbym opisać tę część tutaj.

Wyobrażam sobie, że jest wielu ludzi, którzy pamiętają, że ludzka krew składa się z czerwonych krwinek, białych krwinek, płytek krwi i osocza, płynnego składnika, którego nauczyli się w nauce lub chemii, kiedy byli studentami. Oto historia białych krwinek.

Leukocyty obejmują limfocyty, monocyty (makrofagi, komórki dendrytyczne) i granulocyty. Limfocyty w nim zawarte obejmują limfocyty T, limfocyty B i komórki NK. Wśród limfocytów T znajdują się limfocyty T zabójcy i limfocyty T pomocnicze.

Jeśli doczytałeś tak daleko, zauważysz, że komórki T, które omówiliśmy do tej pory, nazywane są limfocytami T. Byłbym wdzięczny, gdybyś mógł rozpoznać, że to limfocyty T (komórki T) wychodzą z grasicy.

Pomocnicze limfocyty T i cytokiny

Przytoczę opis cytokin wytwarzanych przez pomocnicze limfocyty T.

Cytokiny to białka wydzielane z każdej komórki, a ponieważ nazywane są cząsteczkami komunikacji międzykomórkowej, przenoszą różne informacje i zgodnie z informacją odgrywają rolę aktywującą lub uspokajającą komórki.

Wiemy, że istnieje kilka rodzajów cytokin, w zależności od ich budowy i działania. Interleukiny, interferony i czynniki martwicy nowotworu są dobrze znanymi cytokinami związanymi z komórkami nowotworowymi i odpornością.

Kiedy komórki rakowe zostaną znalezione, makrofagi i komórki dendrytyczne zjadają komórki rakowe i ich martwe ciała, a jednocześnie mówią limfocytom T, jaki rodzaj raka się rozwinął. Po otrzymaniu informacji komórki T są wzbudzane i aktywowane. Pomocnicze limfocyty T budzą zabójcze limfocyty T, które są siłą atakującą, i atakują komórki rakowe.

Cytokiny pośredniczą w tej serii systemów. IL-2, IL-12 itd. odgrywają rolę w przekazywaniu bodźców. Często mówi się o bardzo gęstym układzie komórek odpornościowych, a jest to możliwe dzięki cytokinom.

[Referencje] Ostateczny słownik medyczny do leczenia raka, od najnowszej nowoczesnej medycyny po niezawodne terapie alternatywne.
Kompleksowy słownik do walki z rakiem
(Główny Inspektor) Ryoichi Obitsu

Przytoczę opis pomocniczych komórek T.

Postępy w badaniach immunologicznych ujawniły wiele interesujących faktów. Jednym z nich jest to, że w odporności występuje „odporność humoralna" i „odporność komórkowa".

Odporność humoralna to odporność na grzyby i bakterie. Makrofagi i komórki dendrytyczne pobierają grzyby i bakterie i przekazują informacje pomocniczym limfocytom T. Istnieją dwa typy pomocniczych limfocytów T, a pomocnicze limfocyty T typu 2 (Th2) są aktywowane w tym czasie. Th2 wydziela IL-4, IL-5, IL-10 itd. w celu stymulacji komórek B.

Odporność komórkowa to odporność na komórki

rakowe. Po pochłonięciu komórek rakowych makrofagi i komórki dendrytyczne uwalniają IL-12, cytokinę, która aktywuje pomocnicze komórki T typu 1 (Th1). Th1 wydziela IL-2 i interferon-γ (IFN-γ) w celu aktywacji limfocytów T zabójców i komórek NK.

Odporność humoralna i komórkowa pozostają ze sobą w delikatnej równowadze. Stwierdzono, że istnieje zależność między dwiema komórkami, w której jeśli jedna jest zbyt wysoka, druga jest tłumiona.

Innymi słowy, aby odporność komórkowa, która atakuje komórki rakowe, działała wystarczająco, działanie odporności humoralnej musi być stłumione.

Odporność została opisana w kategoriach „wzrostu" i „spadku" jako całości bez rozróżniania między „humoralnym" i „komórkowym". Jednak po głębszych badaniach stało się jasne, że istnieje delikatna równowaga.

Nawet jeśli odporność jest wzmocniona, leczenie raka nie ma sensu, o ile nie zostanie wzmocniona odporność komórkowa. W tym celu konieczne jest promowanie produkcji cytokin, takich jak IL-12 i IFN-γ.

[Referencje] Ostateczny słownik medyczny do leczenia raka, od najnowszej nowoczesnej medycyny po niezawodne terapie alternatywne.
Kompleksowy słownik do walki z rakiem
(Główny Inspektor) Ryoichi Obitsu

Myślałem "Hmm" podczas czytania.

Kiedy widzisz terminy techniczne, starasz się ich unikać, ale to, co mówię, jest proste. Nasz organizm uzyskuje humoralną odporność na choroby grzybicze i bakteryjne poprzez stymulację komórek B za pośrednictwem pomocniczych komórek T typu 2.

Ponadto, przeciwko chorobom wywoływanym przez komórki rakowe i komórki zakażone wirusem (koronawirus i przeziębienie), odporność komórkowa jest uzyskiwana poprzez aktywację komórek T zabójców i komórek NK poprzez limfocyty T typu 1 pomocniczego.

Te dwie funkcje odpornościowe działają przy zachowaniu idealnej równowagi, a jeśli jedna się zwiększa, druga zostaje stłumiona.

Z tego widzimy, że komórki T odgrywają kluczową rolę w kontrolowaniu układu odpornościowego.

Mam nadzieję, że rozumiesz, że to jest kluczowy punkt.

Wiadomo, że limfocyty T powstają z grasicy. Zatem aktywacja grasicy w celu zapewnienia stabilnej podaży limfocytów T umożliwi uzyskanie zrównoważonej odporności na choroby grzybicze i bakteryjne, a także nowotwory i choroby komórek zakażonych wirusami (koronawirusy i przeziębienia). Zakładam, że będzie to możliwe.

Widzimy, że nowotwory, koronawirusy i większość chorób zależą od komórek T pochodzących z grasicy. Dopóki potrafisz aktywować grasicę, możesz się domyślać, że nie ma się czego bać.

Nerwy autonomiczne

Zbadaliśmy funkcję immunologiczną koncentrującą się na autonomicznym układzie nerwowym. Zacytuję jego treść.

Nerwy autonomiczne to pierwotnie nerwy, które kontrolują funkcje serca, przewodu pokarmowego, układu oddechowego, naczyń krwionośnych i gruczołów potowych. Nazywa się autonomicznym układem nerwowym, ponieważ działa niezależnie, nie otrzymując poleceń z mózgu. Nawet podczas snu, kiedy mózg odpoczywa, serce kontynuuje pracę bez odpoczynku dzięki kontroli autonomicznego układu nerwowego.

Autonomiczny układ nerwowy składa się z układu współczulnego i przywspółczulnego, które mają przeciwstawne funkcje. Współczulny układ nerwowy staje się dominujący podczas ćwiczeń i napięcia, przyspieszając bicie serca, zwężając naczynia krwionośne i wprowadzając organizm w stan aktywny.

Z drugiej strony nerwy przywspółczulne dominują w spoczynku, spowalniając tętno i rozszerzając naczynia krwionośne. Działając na nerwy przywspółczulne, rozluźnia się umysł i ciało, pobudzane jest wydzielanie soków trawiennych i wypróżnianie.

Białe krwinki są jednym z ważnych składników krwi obok czerwonych krwinek. Czerwone krwinki przenoszą składniki odżywcze i tlen do komórek oraz usuwają produkty przemiany materii i dwutlenek węgla.

Z drugiej strony białe krwinki chronią organizm przed infekcjami i rakiem. Stosunek to 1 biała krwinka do 1000 czerwonych krwinek.

Patrząc na zawartość białych krwinek, u zdrowej osoby około 60% to granulocyty, a około 40% to limfocyty.

Granulocyty jedzą i przetwarzają stosunkowo duże obce substancje, takie jak grzyby, E. coli, martwe komórki i pleśnie. W tym czasie uwalniane są substancje o silnej sile utleniającej (aktywny tlen), które niszczą obce substancje. Aktywny tlen jest bardzo zaangażowany w rozwój i wzrost raka.

Limfocyty są aktywne w eliminowaniu małych obcych substancji, takich jak wirusy. Kiedy limfocyty rozpoznają obce substancje jako „antygeny", produkują białka zwane „przeciwciałami" i pracują nad detoksykacją obcych substancji. Rodzaje limfocytów obejmują komórki naturalnych zabójców (NK), limfocyty T i limfocyty B.

Istnieje ścisły związek między nerwami autonomicznymi a krwinkami białymi.

Nerwy autonomiczne wydzielają neuroprzekaźniki z zakończeń nerwowych w celu regulacji funkcji narządów wewnętrznych. Adrenalina jest uwalniana z nerwów współczulnych, a acetylocholina z nerwów przywspółczulnych, które wydają polecenia narządom wewnętrznym w celu wywołania napięcia i rozluźnienia.

Adrenalina napina umysł i ciało. Zwiększa tętno i zwęża naczynia krwionośne. Odwrotnie, acetylocholina rozluźnia umysł i ciało. Wspomaga również trawienie, wchłanianie i wydalanie.

Białe krwinki, granulocyty i limfocyty reagują inaczej na adrenalinę i acetylocholinę. Granulocyty są aktywowane przez adrenalinę i hamowane przez acetylocholinę. Limfocyty są przeciwieństwem.

Innymi słowy, kiedy nerwy współczulne stają się napięte, wydzielana jest adrenalina i reagują granulocyty. Kiedy nerw przywspółczulny staje się dominujący, acetylocholina jest wydzielana i reagują limfocyty. Reagować oznacza aktywować i zwiększać liczbę.

Granulocyty to komórki, które atakują stosunkowo duże obce substancje, które zaatakowały z zewnątrz. Ma wzór ataku, który łapie i topi się, ale w tym czasie używa aktywnego tlenu jako broni.

Tlen reaktywny to tlen, który jest tak niestabilny, że kradnie elektrony z otaczających cząsteczek, aby go ustabilizować. Cząsteczki, z których elektrony zostały pozbawione, ulegają zjawisku zwanemu utlenianiem i od razu tracą swoją aktywność. Zardzewieje i rozpadnie się. Korzystając z tej właściwości, granulocyty przetwarzają obce substancje.

Gdy współczulny układ nerwowy staje się napięty i wzrasta liczba granulocytów, zwiększa się również ilość aktywnego tlenu.

Zwykle aktywny tlen jest usuwany przez enzymy, ale aktywny tlen wytwarzany poza możliwościami enzymów będzie atakował niezależnie od otoczenia. Komórki ulegają utlenieniu, a DNA jest uszkodzone. Prowadzi to do karcynogenezy komórkowej. Powoduje również wzrost komórek rakowych.

Aktywny tlen jest również wytwarzany przez oddychanie i metabolizm komórkowy, ale mówi się, że aktywny tlen emitowany przez granulocyty stanowi znaczną część. Innymi słowy, im więcej granulocytów, tym większe prawdopodobieństwo rozwoju raka.

W leczeniu raka lepiej nie zwiększać granulocytów. Wzrost granulocytów oznacza względny spadek limfocytów.

Wraz ze wzrostem granulocytów komórki stają się rakowe z powodu aktywnego tlenu, a gdy limfocyty, które eliminują komórki rakowe, zmniejszają się, odporność słabnie. Można więc powiedzieć, że jest to najlepsze środowisko do życia komórek nowotworowych.

Innymi słowy, aby wyleczyć raka, konieczne jest zmniejszenie liczby granulocytów wytwarzających aktywny tlen i zwiększenie liczby limfocytów, które próbują wyeliminować raka, tworząc w ten sposób środowisko, w którym komórki rakowe nie mogą przetrwać.

Czynniki powodujące raka.

- Przepracowany sen pozbawiony

Dobrze, jeśli dobrze przesypiasz noc, ale jeśli ciężko pracujesz przez 3-4 godziny snu, liczba granulocytów wzrośnie nienormalnie, ilość aktywnego tlenu wzrośnie, a utlenianie komórek będzie postępowało. Powinieneś być ostrożny.

• zmartwienia serca

Stres, taki jak niepokój, zmartwienie i smutek, jest wyczuwany w układzie limbicznym mózgu i przekazywany do podwzgórza.

Podwzgórze to miejsce, które kontroluje autonomiczny układ nerwowy i endokrynologiczny. Gdy podwzgórze otrzymuje bodziec stresowy, wydziela adrenalinę i noradrenalinę, tworząc stan współczulnego napięcia nerwowego.

W rezultacie przyspiesza się tętno i oddech, a ciśnienie krwi wzrasta. Wszyscy wiemy, że lęk przyspiesza bicie serca.

Zwiększając liczbę granulocytów, zmniejszając liczbę limfocytów i upośledzając przepływ krwi, tworzy środowisko do rozwoju i proliferacji raka.

Aby zahamować wzrost komórek nowotworowych i doprowadzić je do leczenia, konieczne jest zwiększenie liczby limfocytów i podniesienie odporności.

Zwiększenie liczby limfocytów można uzyskać, doprowadzając do dominacji nerwów przywspółczulnych.

[Referencje] Ostateczny słownik medyczny do leczenia raka, od najnowszej nowoczesnej medycyny po niezawodne terapie alternatywne.
Kompleksowy słownik do walki z rakiem
(Główny Inspektor) Ryoichi Obitsu

Czym są Granulocyty

Jest to ogólne określenie białych krwinek, które mają „granulki" zawierające składniki o działaniu bakteriobójczym. Dzielą się na trzy typy: neutrofile, eozynofile i bazofile.

[Odnośnik] Strona internetowa Narodowego Centrum Onkologii

Myślałem "Hmm" podczas czytania.

Pomyślałem, że byłoby miło pomyśleć, że nerwy współczulne i przywspółczulne współpracują ze sobą, równoważąc się nawzajem, tak jak dwa rodzaje pomocniczych komórek T.

Interpretuję, że być może oba są konieczne i że potrzebne jest zrównoważone życie. Myślę, że jeśli spróbujesz działać z dominującym układem współczulnym w ciągu dnia i spać z dominującym układem przywspółczulnym w nocy, będziesz miał zrównoważony cykl życia.

Do tego momentu nie różniło się to od poprzedniego śledztwa, ale w końcu to znalazłem. Jak mogę przedstawić dowody na poprawę mojego układu odpornościowego? Innymi słowy, jaki jest przedmiot oceny, który można oceniać? Jak mogę uzyskać dane liczbowe? Znalazłem kryteria tego.

Kryteria oceny immunoterapii autonomicznego układu nerwowego.

Zabieg przeprowadza się sprawdzając liczbę limfocytów i procent białych krwinek w celu potwierdzenia efektu.

W przypadku zdrowej osoby 1 mm^3 (milimetr sześcienny) krwi zawiera około 2300 do 2600 limfocytów.

Około 2000 to dolna granica i mówi się, że jeśli ta liczba jest mniejsza, układ odpornościowy będzie osłabiony, a ludzie staną się bardziej podatni na choroby.

Dla pacjentów z rakiem 1500 to całkiem nieźle. Mówi się, że liczba limfocytów u pacjentów z rakiem jest mniejsza niż 1500, aw niektórych przypadkach około 1000 lub nawet mniej, jeśli są leczeni lekami przeciwnowotworowymi.

Celem immunoterapii autonomicznego układu nerwowego jest przywrócenie liczby limfocytów do około 2000. Gdy przekroczy 2000, siła odpornościowa stopniowo nabiera siły.

[Referencje] Ostateczny słownik medyczny do leczenia raka, od najnowszej nowoczesnej medycyny po niezawodne terapie alternatywne.
Kompleksowy słownik do walki z rakiem
(Główny Inspektor) Ryoichi Obitsu

Chciałem tego. Ten. czego chciałem się dowiedzieć.

Uświadomiłam sobie, że powinnam ocenić, jak na tej podstawie wykorzystać energię miłości i przyjaźni.

Jeśli to czytasz i masz blisko siebie chorego na raka, warto spróbować jak najszybciej wykorzystać energię miłości i przyjaźni.

Od teraz chciałbym kontynuować własne badania.

Jednak nie jest to coś, co może od razu przynieść rezultaty.

Dzieje się tak dlatego, że nie jest uznana medycznie, chyba że przejdzie to, co nazywa się badaniem klinicznym.

Dlatego nie jest to coś, co można osiągnąć z dnia na dzień.

Podsumowanie grasicy

Czy istnieje medyczna podstawa do wykorzystywania energii miłości i przyjaźni?

Odpowiem na to pytanie.

Faktem jest, że niektórzy naukowcy medyczni spodziewają się, że siła miłości będzie miała wpływ na układ odpornościowy.

Faktem jest również, że grasica, główny organ kontrolujący funkcje odpornościowe człowieka, jest ukryta w górnej części serca.

Dochodzimy do wniosku, że jest miejsce na dalsze badania.

nierozwiązany problem.

Fakt, że wykorzystanie energii miłości i przyjaźni stymuluje grasicę, wpływa na limfocyty T, które kontrolują funkcje odpornościowe itp. oraz wzmacnia funkcje odpornościowe człowieka, nie został ani potwierdzony, ani udowodniony medycznie.

Przyszłe zadania.

Pobieranie krwi przed i po wykorzystaniu energii miłości i przyjaźni, jak duży wpływ pojawi się na funkcję immunologiczną, a jaki efekt uzyskamy?

Patrząc też na efekty wykorzystywania energii miłości i przyjaźni nieprzerwanie przez pół roku do trzech lat, jak duży wpływ się pojawi, a jaki efekt zostanie osiągnięty?

Jeśli uda się to zbadać, spodziewam się, że zostanie udowodnione jako metoda medycznego wzmocnienia odporności.

Jeśli możliwe jest uzyskanie oczekiwanych rezultatów, spekulujemy, że możliwe będzie wykorzystanie go w leczeniu raka poprzez połączenie z istniejącymi metodami leczenia.

Jeśli dowody medyczne i naukowe udowodnią, jak wykorzystać energię miłości i przyjaźni, będzie można złagodzić niepokój mieszkańców prefektury Fukushima, którzy boją się raka.Chcę zakończyć ten dokument z nadzieją, że uda się to możliwy.

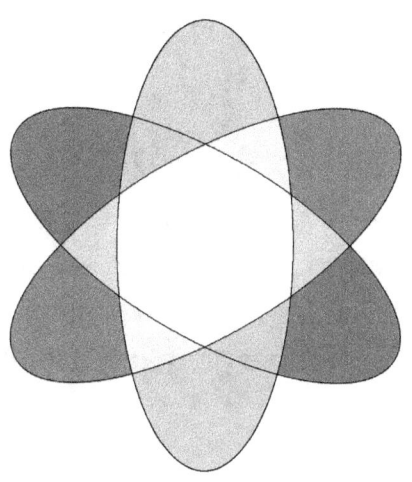

Opowieść o doświadczeniu aktywacji grasicy

Są rzeczy, o których myślę po doświadczeniu wznoszącego się prądu (wniebowstąpienia) i doświadczenia przebudzenia.

Jednym ze zjawisk zachodzących w punkcie kulminacyjnym wznoszenia jest aktywacja grasicy. Aktywacja grasicy następuje na poziomie wyczuwalnym przez skórę.

Gdybym miał wtedy wyrazić to zjawisko w słowach, powiedziałbym, że poczułem ciało energetyczne w środku mojego serca, nieco powyżej serca, jak zawias jak motyl. Możesz nazwać to skrzydłami. Być może nie będzie przesadą opisanie go jako ptaka płonącego gorącego słońca.

Kiedy poczułem to uczucie grasicy, przyszło mi do głowy słowo „czwarta klasa". Pamiętam uczucia, które miałem, kiedy byłem w czwartej klasie i czuję, że uczucia, które miałem wtedy, były najbardziej poprawne. I myślę, że to najlepsze. Pamiętałem. To uczucie, kiedy różnica między mężczyznami a kobietami nie była tak duża. ···Czuje się tak, jakby wszyscy byli przyjaciółmi.

Wydaje się, że okres największej aktywności grasicy w życiu przypada na okres około czwartej klasy szkoły podstawowej. Grasica osiąga szczyt w czwartej klasie szkoły podstawowej, atrofia grasicy w ciągu życia do około 70 roku życia. Byłem zaskoczony, że pasowało do doświadczenia związanego z 4 klasą szkoły podstawowej. Czwartoklasista w szkole podstawowej ma 10 lat.

[Odniesienie] Badania w Wikipedii
https://ja.wikipedia.org/wiki/%E8%83%B8%E8%85%BA

Pomyśl o tym, różnica między mężczyznami i kobietami, zarówno fizycznie, jak i psychicznie, zaczęła się pojawiać po tym czasie.

Stało się to dawno temu, więc o tym pomyślałem.

Pamiętam, że nawet jeśli doznałem w tym czasie kontuzji, to zagoiło się dobrze. To dzięki grasicy. Pamiętałem.

Doświadczenie wniebowstąpienia i przebudzenie aktywują grasicę i poczujesz się tak, jakbyś odzyskał umysł z dzieciństwa.

To uczucie, że naprawdę można posmakować uczucia dzieciństwa.

Możesz powiedzieć, że to niewinne serce, lub możesz powiedzieć, że to poczucie cieszenia się wszystkim, to bardzo dobre i bogate uczucie, że zawsze jesteś szczęśliwy, dobrze się bawisz i zawsze się uśmiechasz.

Jeśli jesteś niezadowolony ze współczesnego społeczeństwa i masz poczucie bycia nienagrodzonym lub niezbawionym, dlaczego nie doświadczysz tego uczucia raz?

Kiedy zaczniesz cieszyć się tym uczuciem, twoja perspektywa i sposób myślenia zostaną odnowione i będziesz mógł żyć z satysfakcją. Byłbym wdzięczny, gdybyś mógł przekształcić je w takie życie.

Okoliczności zakulisowe na podstawie wyników badań krwi

Przez chwilę radości podniosę liczby, które były widoczne w badaniu krwi. Historyczne dane z badań krwi

採取日付 採取時間 伝票名	2016/05/10	2022/02/16 検体検査	2022/03/09 検体検査	2022/05/18 検体検査
WBC	6120	5240	5450	6780
RBC	563	550	565	552
Hgb	16.0	16.3	16.6	15.5
Hct	47.0	49.0	49.7	46.8
MCV	83	89	88	85
MCH	28.4	29.6	29.4	28.1 L
MCHC	34.0	33.3	33.4	33.1
PLT	24.9	31.9	34.7	37.9
白血球像				
Baso	0.3	0.6	0.7	0.6
Eosino	7.7 H	4.4	8.4 H	3.4
Stab				
Seg				
Neutro	62.3	53.4	46.0	62.7
Lympho	18.8	35.7	39.6	26.7
Mono	10.9 H	5.9	5.3	6.6
その他1	0.0	0.0	0.0	0.0
その他2	0.0	0.0	0.0	0.0
EBL		0.0	0.0	0.0
リンパ球（実数）	1150.0 L	1870.0 L	2160.0	1810.0 L
好中球（実数）	3810.0	2800.0	2500.0	4250.0
LD/IFCC		148	142	153
CK	83	436 H	90	166
BUN	15.3	11.6	11.9	18.0
CRE	0.91	0.93	0.91	0.84
UA		6.7	5.8	6.0
Na	142	142	142	142
K	3.9	3.9	3.7	3.7
Cl	102	106	105	104
HDL-C		43	40	38 L
LDL-C		172 H	195 H	197 H

16 lutego 2022 to dzień, w którym po raz pierwszy został poproszony o ponowne badanie lekarskie i otrzymałem je w moim rodzinnym szpitalu. W tym dniu przeszedł echokardiogram serca i zdiagnozowano u niego brak nieprawidłowości. W tym czasie powiedziano mi, że mój LDL-C, tak zwany cholesterol LDL, jest wysoki i powinienem spróbować go obniżyć.

9 marca 2022, ten dzień jest 1. przejściowym dniem obserwacji. Widać, że liczby się pogarszają. W tym czasie przestałem pić alkohol, co było moją codzienną rutyną, przez miesiąc, więc pomyślałem, że to w porządku. Jednak wyniki wyszły. Będziesz zachęcany do zmiany sposobu myślenia. Następnie, za radą dietetyka, nabrałem nawyku umiarkowanych ćwiczeń i chodzenia, a także zastosowałem dietoterapię.

18 maja 2022, ten dzień jest drugim przejściowym dniem obserwacji. Osobiście byłem pewny siebie, ale wyniki były jeszcze gorsze, dlaczego? Czemu? To był wynik, o którym myślałem, mimo że tak dużo robiłem. Wyniki badań krwi są coraz gorsze, ale straciłam dużo na wadze, więc mój lekarz powiedział mi: „Skoro widać oznaki twoich wysiłków, obserwujmy postępy bez przepisywania leków". Ten dzień zakończył się opowieścią, że za 3 miesiące znów spotkam się z lekarzem i zobaczę postępy.

Dostałam też radę od dietetyka. Jest to metoda gotowania „makaron błyskawiczny w woreczku". Do tego czasu makaron gotowano razem z zupą i dodatkami (kapustą itp.) i jedzono bez zmian. Jednak dietetyk poradził mi ugotować makaron oddzielnie od zupy i spuścić gorącą wodę. Kiedy spróbowałem, ten bogaty ramen zamienił się w lekki ramen. Pamiętam, że nagle poczułem motywację.

Zmieniłem też moje ćwiczenia z chodzenia po parku sportowym na spacery z obserwacją scenerii. Na przykład zacząłem chodzić do biblioteki, czytać, schładzając się w bibliotece, a kiedy poczułem się lepiej, wróciłem do chodzenia i poszedłem do domu.

Chodzenie w kółko po tym samym miejscu jest nudne, bo nie ma sensu, ale zdałem sobie sprawę, że chodzenie z motywacją do czytania książki może być zaskakująco przyjemne.

Wśród nich wręczałem sobie różne nagrody, takie jak picie soku ananasowego, gdy mogłem przejść w połowie drogi, i wymyślałem sposoby na to.

10 sierpnia 2022

I 10 sierpnia 2022 r. Mam wyniki. Obserwując miejsce, w którym zapisany jest cholesterol LDL, można zauważyć, że wartość cholesterolu LDL spada.

No	検査項目	結果	下限値	上限値	コメント	コメント2	単位名称
1	白血球数	5590	3500	9700			/MCL
2	赤血球数	533	M438	577			マン/MCL
3	血色素量	15.0	M13.6	18.3			G/DL
4	ヘマトクリット	46.2	M40.4	51.9			%
5	MCV	87	M 83	101			FL
6	MCH	28.1 L	M28.2	34.7			PG
7	MCHC	32.5	M31.8	36.4			%
8	血小板数	29.9	14.0	37.9			マン/MCL
9	白血球像						
10	好塩基球	0.5	0.0	2.0			%
11	好酸球	5.0	0.0	7.0			%
12	桿状核球		0.0	19.0			%
13	分葉核球		27.0	72.0			%
14	好中球	45.2	42.0	74.0			%
15	リンパ球	42.9	18.0	50.0			%
16	単球	6.4	1.0	8.0			%
17	その他1	0.0		0.0			%
18	その他2	0.0		0.0			%
19	赤芽球	0.0		0.0			/100WBC
20	リンパ球（実数）	2400.0		GT 2000			/MCL
21	好中球（実数）	2520.0					/MCL
22	LD/IFCC	136	120	245			U/L
23	CK	109	M 50	230			U/L
24	尿素窒素	14.6	8.0	20.0			MG/DL
25	クレアチニン	0.93	M 0.65	1.09			MG/DL
26	尿酸	6.7	M 3.6	7.0			MG/DL
27	ナトリウム	142	135	145			MEQ/L
28	カリウム	4.1	3.5	5.0			MEQ/L
29	クロール	108	98	108			MEQ/L
30	総コレステロール	212	150	219			MG/DL
31	中性脂肪	206 H	50	149			MG/DL
32	HDLコレステロール	40	M 40	80			MG/DL
33	LDLコレステロール	155 H	70	139			MG/DL

Jest jednak zastrzeżenie. Dostałam kilka rad od mojego dietetyka. Jaki napój pijesz podczas spaceru? Zostałem poproszony, więc natychmiastową odpowiedzią jest sok ananasowy. Odpowiedziałem. Wtedy dietetyk chyba zrozumiał, o co chodzi i powiedział: „To jest przyczyna". Byłem tak zaskoczony, że wyskoczyły mi oczy.

Podobno picie słodkich napojów podnosi „neutralny tłuszcz". Tak więc podczas chodzenia trudno byłoby całkowicie zrezygnować z soku ananasowego, więc powiedziano mi, aby pić naprzemiennie z zieloną herbatą lub herbatą jęczmienną.

To koniec widocznej historii. Odtąd będę opowiadał historię, która wysadza zdrowy rozsądek.

Od 10 lipca 2019 roku uczono mnie uzdrawiania kryształami, a w wyniku wykonywania go prawie codziennie, pół roku później doświadczyłem wniebowstąpienia. Od tego czasu spędzałem dni wznosząc się prawie codziennie, a około połowy maja 2022 r. Miałem przebudzenie, któremu towarzyszyło przerażające doświadczenie. W trakcie przechodzenia do doświadczenia przebudzenia zdarzyło mi się zrobić badanie krwi.

Przyjrzyjmy się materiałom na 18 maja 2022 r.

Wyniki badań krwi 18 maja 2022 r.

No	検査項目	結果	下限値	上限値	コメント	コメント2	単位名称
1	白血球数	6780	3500	9700			/MCL
2	赤血球数	552	M438	577			マン/MCL
3	血色素量	15.5	M13.6	18.3			G/DL
4	ヘマトクリット	46.8	M40.4	51.9			%
5	MCV	85	M 83	101			FL
6	MCH	28.1 L	M28.2	34.7			PG
7	MCHC	33.1	M31.8	36.4			%
8	血小板数	37.9	14.0	37.9			マン/MCL
9	白血球像						
10	好塩基球	0.6	0.0	2.0			%
11	好酸球	3.4	0.0	7.0			%
12	桿状核球		0.0	19.0			%
13	分葉核球		27.0	72.0			%
14	好中球	62.7	42.0	74.0			%
15	リンパ球	26.7	18.0	50.0			%
16	単球	6.6	1.0	8.0			%
17	その他1	0.0		0.0			%
18	その他2	0.0		0.0			%
19	赤芽球	0.0		0.0			/100WBC
20	リンパ球（実数）	1810.0 L		GT 2000			/MCL
21	好中球（実数）	4250.0					/MCL
22	LD/IFCC	153	120	245			U/L
23	CK	166	M 50	230			U/L
24	尿素窒素	18.0	8.0	20.0			MG/DL
25	クレアチニン	0.84	M 0.65	1.09			MG/DL
26	尿酸	6.0	M 3.6	7.0			MG/DL
27	ナトリウム	142	135	145			MEQ/L
28	カリウム	3.7	3.5	5.0			MEQ/L
29	クロール	104	98	108			MEQ/L
30	総コレステロール	241 H	150	219			MG/DL
31	中性脂肪	125	50	149			MG/DL
32	HDLコレステロール	38 L	M 40	80			MG/DL
33	LDLコレステロール	197 H	70	139			MG/DL

W tym czasie nie miałem jeszcze doświadczenia przebudzenia. Nie ma jednak wątpliwości, że był to proces przejścia do przebudzenia. Przypominam sobie, że byłem w trakcie tak zwanego strasznego doświadczenia. Dokładnie 27 maja 2022 r. utknąłem w szpitalu. Około 21 maja 2022 r. istnieją dowody na to, że wystawiono kupon zamykający, który zdecydował o zamknięciu sklepu z kamieniami naturalnymi, który w tym czasie prowadził sprzedaż online, więc prawdopodobnie było to mniej więcej w czasie, gdy pojawiła się historia Kagome.

Mogę tylko powiedzieć, że to cud, że istnieje dokument krwi z tamtych czasów. W samą porę zrobiłem badanie krwi.

W rzeczywistości, zapytany, kiedy miałem moje przebudzenie, szczerze mówiąc, nie wiem, kiedy miałem moje przebudzenie. Myślę, że to było na początku czerwca 2022 roku.

Powodem, dla którego to cenne doświadczenie stało się niejednoznaczne, jest to, że podczas przejścia do doświadczenia przebudzenia byłem w trakcie naprawdę odpuszczania wszystkiego. Zamknąłem też sklep z kamieniami naturalnymi, który zacząłem za 2 miliony jenów. Wszystkie dotychczas wydane książki zostały przerwane. Całkowicie usunąłem konto, na którym do tego czasu opublikowano artykuł. Nie ma żadnych zapisów. Zbierając fragmenty pamięci, zwykle było tu coś takiego. W ten sposób przypominam sobie ówczesną desperację. Dlatego cenne doświadczenia stają się niejednoznaczne.

Właściwie w tamtych czasach było to bardzo zagmatwane.

Ponieważ nie chciałem nawet mówić ludziom o uzdrowieniu. Jeśli przechodzisz przez tak bolesne doświadczenie, czy nie byłoby lepiej nie uczyć? Po pierwsze, nie wszyscy ludzie chcą wniebowstąpienia lub przebudzenia. Myślałem, że jeśli to tylko moja satysfakcja z siebie, powinienem przestać im mówić.

Jednak po tym doświadczeniu moje ciało wróciło do normy, mój umysł stał się zdrowy i dokonałem nieoczekiwanego odkrycia. Uczucie grasicy, które pojawia się w procesie przechodzenia do przebudzenia. Kiedy zacząłem myśleć, że być może ktoś na świecie mógłby zostać zbawiony, gdybym nauczał uzdrawiania za pomocą zmysłu grasicy, stało się to siłą napędową nauczania uzdrawiania.

Grasica odgrywa kluczową rolę w funkcjonowaniu układu odpornościowego człowieka, a obecnie wiadomo, że jest to narząd, w którym dojrzewają komórki T (limfocyty T), które chronią organizm przed koroną i rakiem. Mimo że jestem amatorem, nie mogę oprzeć się myśli, że jeśli uda nam się aktywować grasicę, możemy powiedzieć, że możemy wzmocnić i poprawić funkcje odpornościowe człowieka.

Dopiero po tym, jak zdałem sobie z tego sprawę, mogłem otworzyć uzdrawianie aktywujące grasicę dla publiczności.

Również 19 lipca 2022 r. był w domu pacjent z dodatnim wynikiem koronawirusa i zgodnie z zaleceniami publicznej placówki zdrowia zostałem poddany kwarantannie na około tydzień.

W tym czasie widziałem, co by się stało, gdybym wykonał uzdrawianie aktywacją grasicy. Sama miałam objawy, które powodowały podrażnienie gardła, ale nie miałam żadnych objawów, takich jak kaszel czy gorączka. Udało mi się bezpiecznie spędzić tydzień izolacji.

Nie wiem, czy po prostu zdarzyło mi się, że nie dostałam koronawirusa, czy nie miałam żadnych objawów dzięki gojeniu aktywacyjnemu grasicy, ale udało mi się uciec od trudności.

Kiedy uczyłem gojenia aktywacją grasicy pacjentów zarażonych koronawirusem i obserwowałem ich postępy, nie zachorowali poważnie. Oczywiście myślę, że było to spowodowane lekiem, ale otrzymywałem raporty od pacjentów z dodatnim koronawirusem, że czuli się lepiej po wykonaniu gojenia aktywującego grasicę.

Nawiasem mówiąc, cała moja rodzina to rzadcy, nieszczepieni ludzie. Nawet w takim środowisku objawy są łagodne.

Po tym doświadczeniu pojechałem do szpitala 10 sierpnia 2022 roku i otrzymałem badanie krwi.

Jeśli porównasz wyniki badania krwi, które cudem wykonałeś w trakcie przechodzenia do Przebudzenia, z wynikami badania krwi, które wykonałeś po Przebudzeniu i pokonaniu koronawirusa, zobaczysz ciekawe wyniki.

18 maja 2022 (przed przebudzeniem)
Liczba limfocytów (liczba rzeczywista) 1810,0 /MCL
Neutrofile (liczba rzeczywista) 4250,0/MCL

10 sierpnia 2022 (po doświadczeniu przebudzenia)
Liczba limfocytów (liczba rzeczywista) 2400,0 /MCL
Neutrofile (liczba rzeczywista) 2520,0/MCL

Oczywiście biorąc pod uwagę, że pyłki i pleśń rosną w maju, nastąpią sezonowe zmiany w liczebności. Ponadto niekoniecznie oznacza to, że wzrost liczby limfocytów jest dobry, ale wymagane jest, aby była w równowadze.

Dzieje się tak, ponieważ gdy liczba limfocytów jest nienormalnie wysoka, podejrzewa się, że jest to choroba, a gdy liczba limfocytów jest nienormalnie niska, podejrzewa się ją o chorobę.

Dlatego niekoniecznie jest tak, że im większa ilość, tym lepiej, ale ważne jest, aby była dobrze zbilansowana i aktywowana.

Dlatego zdaję sobie sprawę, że nie można ocenić, że grasica jest aktywowana z tej wartości. Myślę, że w rezultacie liczby są dobre. Teraz jestem zdrowy.

Zdaję sobie również sprawę z obecnej sytuacji, że nie znaleziono metody oceny, czy grasica została aktywowana przez gojenie aktywacyjne grasicy. Zaczynam się zastanawiać, jak mogę ocenić, czy grasica jest aktywna.

Widzę odpowiedź, ale jak to udowodnić, to tajemnica.

Jestem przekonany, że będzie to problem na przyszłość.

NA ZAKOŃCZENIE

Jeśli ćwiczysz, jak używać energii za pomocą miłości i przyjaźni w głównej opowieści, po około 3 do 6 miesiącach pojawi się wznoszący się prąd (wniebowstąpienie), który stanie się smokiem wznoszącym się do twojego serca.

Kiedy nastąpiło pierwsze wniebowstąpienie, byłem zdumiony. Zrozumiesz, jak cudownie jest korzystać z energii miłości i przyjaźni.

Doszedłem do przekonania, że wniebowstąpienie było prawdziwą rzeczą, prawdziwą historią.

A w wyniku kontynuacji wznoszącego się prądu, wznoszący się prąd przemieszcza się z serca do tylnej części gardła.

Co więcej, w miarę dalszego postępu prądu wznoszącego (wniebowstąpienia), wejdziesz w czaszkę. Ale jak dotąd to czysta przyjemność. Czułem się dobrze i byłem szczęśliwy.

Ale w moim przypadku minęły 2 lata i 10 miesięcy odkąd zacząłem wykorzystywać energię miłości i przyjaźni. Po przejściu do czaszki, gdy prąd wstępujący przesuwał się do czubka głowy, pojawiła się piekielna agonia.

To zupełnie co innego niż dotychczasowa przyjemność i będę cierpieć. Wyewoluował we wniebowstąpienie, które dzieliło radości i smutki z dreszczami, lękami i niepokojami.

Późniejsze przebudzenie zostało szczegółowo opisane w tej książce. Proszę zapętl tę książkę i przeczytaj ją.

Na koniec opowiem o uzdrawianiu aktywacją grasicy.

Uzdrowienie aktywujące grasicę

Dam ci uzdrowienie.

Połóż lewy kciuk na lewym obojczyku, a lewy palec wskazujący na prawym obojczyku. Umieść prawy kciuk nad lewym palcem wskazującym, a prawy palec wskazujący nad lewym kciukiem.

Nie jest to dokładne, ale wyobraź sobie, że mniej więcej tam jest grasica.

Skoncentruj się na oddychaniu. Powiedz to w swoim umyśle podczas wydechu.

Daję ci miłość i przyjaźń.
kocham Cię
przyjaźnię się z tobą

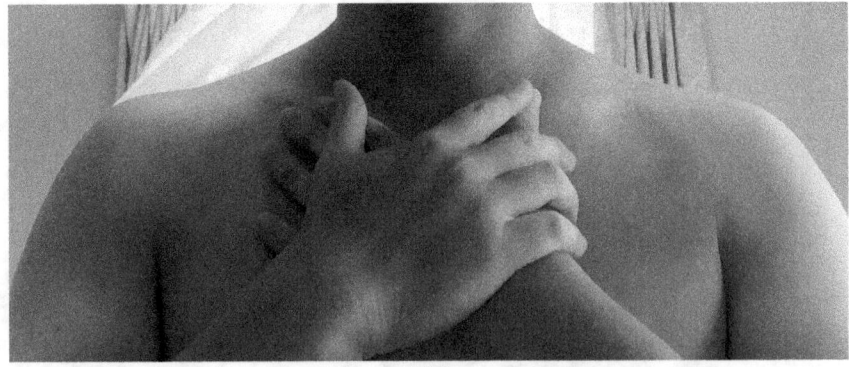

Proszę, nie mów tego na głos, ale szepcz w swoim sercu. Powtarzaj to z każdym oddechem. Jeśli masz teraz czas, pomedytujmy tak, jak jest.

Czy ktoś z was może poczuć energię miłości i przyjaźni emanującą z centrum swojego serca? Lub możesz odczuwać coś na różne sposoby, takie jak obrazy, dźwięki, historie itp.

Jeśli czujesz się w ten sposób, nie powstrzymuj się i idź dalej i doświadczaj tego tak, jakbyś chciał zobaczyć więcej. Jest to dowód na to, że egzystencja tkwiąca w jaźni zaczyna się poruszać.

Zanotuj, co się dzieje, gdy używasz energii miłości i przyjaźni, zanim o tym zapomnisz.

Moja książka powstała z tej notatki.

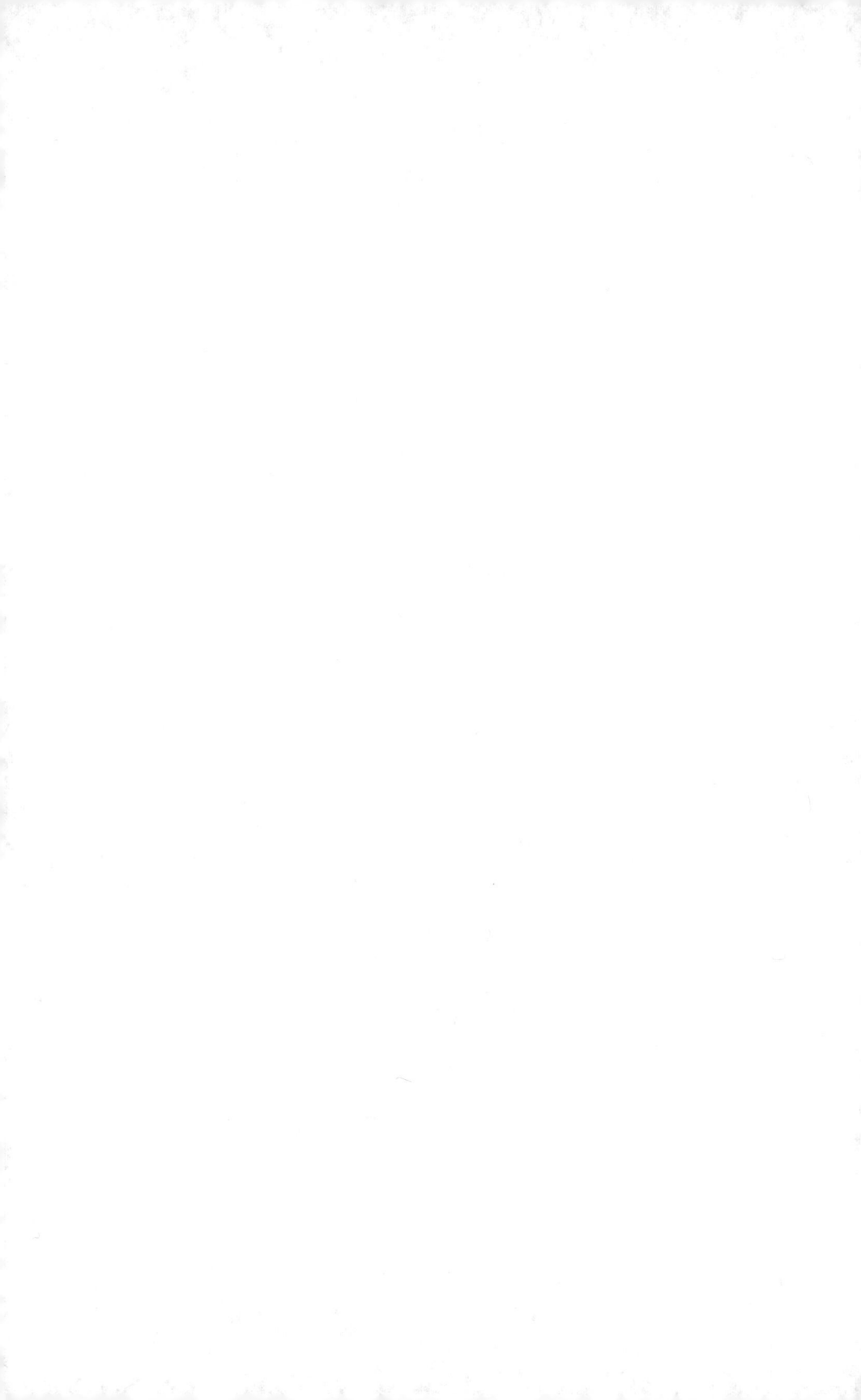

www.ingramcontent.com/pod-product-compliance
Lightning Source LLC
Chambersburg PA
CBHW050004230526
45465CB00003BB/1252